临床医疗护理常规（2019 年版）

风湿免疫科诊疗常规

张奉春　主　　编

北京医师协会　组织编写

中国健康传媒集团

中国医药科技出版社

内 容 提 要

本书是风湿免疫科临床工作规范指南，根据原卫生部《医师定期考核管理办法》的要求，由北京医师协会组织全市风湿免疫科专家、学科带头人及中青年业务骨干共同编写而成，介绍了风湿免疫科医师日常工作的基本知识和技能。体例清晰、明确，内容具有基础性、专业性、指导性及可操作等特点，既是风湿免疫科医师应知应会的基本知识和技能的指导用书，也还是北京市风湿免疫科领域执业医师"定期考核"业务水平的唯一指定用书。本书适合广大执业医师、在校师生参考学习。

图书在版编目（CIP）数据

风湿免疫科诊疗常规／张奉春主编．—北京：中国医药科技出版社，2020.10
（临床医疗护理常规：2019 年版）
ISBN 978 - 7 - 5214 - 1938 - 2

Ⅰ.①风…　Ⅱ.①张…　Ⅲ.①风湿病 - 诊疗 ②自身免疫病 - 诊疗　Ⅳ.①R593.21

中国版本图书馆 CIP 数据核字（2020）第 137456 号

美术编辑　陈君杞
版式设计　易维鑫

出版　**中国健康传媒集团** | 中国医药科技出版社
地址　北京市海淀区文慧园北路甲 22 号
邮编　100082
电话　发行：010 - 62227427　邮购：010 - 62236938
网址　www.cmstp.com
规格　787 × 1092mm $^1/_{16}$
印张　10 $^1/_2$
字数　237 千字
版次　2020 年 10 月第 1 版
印次　2020 年 10 月第 1 次印刷
印刷　三河市万龙印装有限公司
经销　全国各地新华书店
书号　ISBN 978 - 7 - 5214 - 1938 - 2
定价　**59.00 元**

获取新书信息、投稿、为图书纠错，请扫码联系我们。

《临床医疗护理常规（2019年版）》
编委会

主　　　任　郭积勇

副　主　任　周保利　张永利　许　朔　吕　鹏　邱大龙

　　　　　　赵玉沛　董家鸿　邱贵兴

办公室主任　许　朔（兼）

办公室成员　赵艳华　徐殿祥　许东雷　陈　平　郭建平

编　　　委　（以姓氏笔画为序）

　　　　　　王　杉　王　硕　王宝玺　王建六　王贵强

　　　　　　王保国　尹　佳　左明章　吕　鹏　乔树宾

　　　　　　刘元波　刘昌伟　刘晓红　刘惠亮　刘福全

　　　　　　孙　正　孙立忠　杨云生　杨仕明　李　宁

　　　　　　李　简　李汉忠　李佑祥　李宏军　李建初

　　　　　　李春盛　李高峰　吴永浩　何权瀛　邱贵兴

　　　　　　宋维群　张　俊　张　煊　张文中　张奉春

　　　　　　张国安　陆　林　陈　杰　陈有信　罗　毅

　　　　　　罗成华　金征宇　周福德　郑加生　封志纯

　　　　　　赵玉沛　姜玉新　钱素云　郭立新　席修明

　　　　　　黄　力　崔　巍　崔丽英　屠志涛　路　瑾

《风湿免疫科诊疗常规（2019年版）》
编委会

Foreword

序言

为适应现代医疗卫生事业的发展需要，及时更新医学知识，北京医师协会 2018 年 10 月决定对北京市《临床医疗护理常规（2012 年版）》的内容进行补充修订。北京医师协会与北京地区 52 个专科医师分会组织医学专家和业务骨干，以现代医学理论为指导，致力于促进北京地区医疗质量与患者安全的持续改进和提高。经过有关专科医师分会和专家的共同努力，修编后的《临床医疗护理常规（2019 年版）》内容更加丰富，相关知识、技能更加先进，更能满足北京地区临床一线医师的需求。作为北京市各级各类医疗机构医务人员日常医疗护理工作规范，各类专科医师应知应会的基本知识与技能，北京市执业医师定期考核唯一指定用书，《临床医疗护理常规（2019 年版）》必将有效地帮助医疗机构提高工作质量，规范医疗行为，维护医务人员合法权益，推动北京地区临床医疗护理工作的持续改进和提高，为实现健康中国的宏伟目标作出积极的贡献。

在此，也向积极参与《临床医疗护理常规（2019 年版）》修编工作的各位专家和业务骨干表示衷心的感谢。

郭积勇

2019 年 12 月

《临床医疗护理常规（2019年版）》
修编说明

2012年3月北京医师协会受北京市原卫生局委托，组织北京地区35个专科医师分会的医学专家和业务骨干，以现代医学理论为指导，结合北京地区临床实践经验，对《临床医疗护理常规（2002年版）》进行了认真修编，推出了《临床医疗护理常规（2012年版）》。

《临床医疗护理常规（2012年版）》是按照北京医师协会已经成立的各专科医师分会所涉及的医疗专业类别进行编写的。推出7年来，对提高各级各类医疗机构医疗质量，规范医护人员医疗行为，保障医务人员及患者安全方面发挥了重要作用。

随着我国医疗卫生事业的快速发展，涌现出许多新的医疗技术手段，北京医师协会的专科医师分会也由2012年的35个发展到目前的59个。为了更好地规范医疗服务行为，适应现代医疗卫生工作的需要，借鉴、吸收国内外先进经验，紧跟医学发展步伐，自2018年10月开始，北京医师协会组织专科医师分会对《临床医疗护理常规（2012年版）》有关内容进行补充修编，现共计推出33个专科的《临床医疗护理常规（2019年版）》。《临床医疗护理常规（2019年版）》凝聚着有关专家和业务骨干的心血，是北京地区临床医疗护理工作的一份宝贵财富。

尚需说明：

1. 关于《临床医疗护理常规（2019年版）》的修编，内科医师分会、康复医学科医师分会、泌尿外科医师分会、烧伤科医师分会、耳鼻咽喉科医师分会认为本专科技术变化不大，未进行修编。原《儿科诊疗常规》分为《儿内科诊疗常规》和《儿外科诊疗常规》两册。由于北京医师协会近期成立了重症专科医师分会和疼痛专科医师分会，故本次修订增加了《重症医学科诊疗常规》和《疼痛科诊疗常规》。全科医学医师分会提前对《全科医学科诊疗常规》进行了修订，已于2018年7月出版。老年专科医师分会于2017年成立后即出版了本专科的《老年医学诊疗常规》。

2. 为进一步完善北京市医师定期考核工作，保证医师定期考核工作取得实效，修编后的《临床医疗护理常规（2019年版）》旨在积极配合专科医师制度的建设，各专科分册独立程度高、专业性强，为各专科医师提供了应知应会的基本知识和技能。《临床医疗护理常规（2019年版）》将成为各专科执业临床医师定期考核业务水平测试的重要内容。

3. 《临床医疗护理常规（2019年版）》的修编仍然是一项基础性工作，目的在于为各级医护人员在临床医疗护理工作中提供应参照的基本程序和方法，以利于临床路径工作的开展，促进医学进展的学术探讨和技术改进。

4. 本次修编仍不含中医专业。

北京医师协会
2019年10月

Preface

前　言

　　《风湿免疫科诊疗常规（2019年版）》是在2012年版的基础上修订编写而成，主要为住院医师临床工作及执业医师"定期考核"业务水平使用，同时配合现国家推行住院医师规范化培训制度，为我国医师培养的标准化、规范化、同质化，提高医疗卫生工作质量和水平提供参考书籍。

　　当今医学领域无论是基础理论还是临床诊断与治疗都有了许多进展。比如美国风湿病学会1997年公布的系统性红斑狼疮（SLE）的分类标准，已经演化为美国风湿病学会和欧洲抗风湿联盟共同制定的2019年的分类标准，与以往不同的是，这个标准将注重以条目数量为诊断标准，改为以条目权重的方法进行诊断，这样就增加了重要条目在SLE疾病诊断的重要性。但为了让读者更好地理解SLE的分类诊断标准，我们也保留了1997年的标准，以供读者学习。新型药物的出现也必然带来疾病诊治的改变和提高。特别是风湿免疫疾病诊治中的生物制剂、靶向制剂的大量问世，改变了许多疾病的传统治疗方法。

　　在本版《风湿免疫科诊疗常规》中，我们对这些基本的知识和进展都做了介绍，希望能对读者在学习风湿免疫病的基本理论知识和诊断治疗方法上有所帮助。

　　由于工作繁忙，时间仓促，本书疏漏或不足之处在所难免，希望读者不吝赐教，以便将来不断完善。

编　者
2019年10月

Contents

目 录

第一章 风湿性疾病的自身抗体 ·· (001)

第二章 系统性红斑狼疮 ·· (029)

第三章 干燥综合征 ·· (035)

第四章 多发性肌炎及皮肌炎 ·· (041)

第五章 系统性硬化症 ·· (044)

第六章 混合性结缔组织病 ··· (050)

第七章 类风湿关节炎 ·· (055)

第八章 幼年特发性关节炎 ··· (060)

第九章 成人斯蒂尔病 ·· (065)

第十章 脊柱关节炎 ·· (071)

  第一节 强直性脊柱炎 ·· (071)

  第二节 反应性关节炎 ·· (078)

  第三节 银屑病关节炎 ·· (081)

  第四节 炎性肠病性关节炎 ·· (084)

  第五节 未分化脊柱关节炎 ·· (085)

  第六节 幼年脊柱关节炎 ··· (088)

第十一章 复发性多软骨炎 ·· (090)

第十二章 大动脉炎 ·· (094)

第十三章 巨细胞性动脉炎 ·· (098)

第十四章 风湿性多肌痛 ··· (101)

第十五章 白塞病 ··· (103)

第十六章 结节性多动脉炎 ·· (107)

第十七章 抗中性粒细胞胞浆抗体相关性血管炎 ····················· (109)

第十八章 脂膜炎 ··· (114)

  第一节 结节性脂膜炎 ·· (114)

  第二节 组织细胞吞噬性脂膜炎 ·· (117)

  第三节 皮质类固醇激素后脂膜炎 ····································· (118)

第十九章 自身免疫性肝病 ·· (120)

　　第一节　原发性胆汁性胆管炎 ··（120）

　　第二节　自身免疫性肝炎 ··（122）

　　第三节　原发性硬化性胆管炎 ··（125）

第二十章　纤维肌痛综合征 ··（129）

第二十一章　骨关节炎 ··（134）

第二十二章　痛风 ··（139）

第二十三章　莱姆病 ··（144）

第二十四章　风湿热 ··（147）

第二十五章　IgG4 相关性疾病 ··（152）

第一章　风湿性疾病的自身抗体

一、抗核抗体谱

（一）抗核抗体

抗核抗体（ANA）是识别真核细胞的所有抗原成分的一组器官非特异性自身抗体的总称。传统定义（狭义定义）认为 ANA 是指抗细胞核抗原成分的自身抗体的总称，这是一组针对细胞核内 DNA、RNA、蛋白质、脂类、酶类或这些物质的分子复合物的抗体。目前对 ANA 的理解已不局限于细胞核成分，而是指抗核酸和核蛋白抗体的总称。ANA 靶抗原分布由传统的细胞核扩展到现在的整个细胞，包括细胞核、细胞分裂周期蛋白、细胞质、细胞骨架等。因此，ANA 现代定义（广义定义）是指抗细胞内所有抗原成分的自身抗体的总称。

目前根据细胞内靶抗原分子的理化特性和分布部位，可将抗核抗体分为六大类：

（1）抗 DNA 抗体　抗双链 DNA 抗体、抗单链 DNA 抗体。

（2）抗组蛋白抗体　抗组蛋白亚单位 H1、H2A、H2B、H3、H4 及其复合物抗体。

（3）抗染色体相关抗体　抗核小体抗体和抗着丝点抗体。

（4）抗非组蛋白抗体　抗 Sm、nRNP、SSA/Ro、SSB/La、rRNP、Scl－70、Jo－1、PCNA、Ku、PM－1、RA33、Ki、SRP、RANA、Mi－2、PL－7、PL－12、P80 等。

（5）抗核仁抗体　抗 RNA 多聚酶Ⅰ/Ⅱ/Ⅲ、原纤维蛋白、NOR 和 Th/To 等抗体等。

（6）抗其他细胞成分抗体　抗核孔复合物、板层素、线粒体、高尔基体、溶酶体、肌动蛋白、波形纤维蛋白、原肌球蛋白、细胞角蛋白、中心体、纺锤体和中间体抗体等。

［检测方法］

根据美国风湿病学会的推荐，ANA 筛查的标准方法为间接免疫荧光法（IIF）。此外，ANA 的检测方法还有酶联免疫吸附法（ELISA 法）、免疫印迹法、双向免疫扩散法、化学发光法及免疫微珠法等。由于上述几种方法检测的 ANA 抗原种类较少，可能造成假阴性结果，故一般不用于 ANA 筛查，更多用于进一步确认 ANA 的特异性靶抗原。

（1）间接免疫荧光法　多采用以人喉癌上皮细胞（HEp－2 细胞）为抗原基质，此外也可用灵长类肝组织、HeLa 细胞或小鼠肝组织作为抗原基质。IIF 法检测 ANA 结果回报应包括荧光染色模型和滴度。通常应用 IIF 法检测 ANA 荧光染色模型反映了相应的自身抗原在细胞中的定位，与不同性质的特异性 ANA 有一定相关性。临床常规检测 ANA，常见的荧光染色模型有下述 7 种：①均质型（H）：又称弥散型，分裂间期细胞核质染色均匀一致，分裂期细胞染色质阳性（亦呈均质型），均质型与抗 dsDNA 抗体、抗组蛋白抗体和抗核小体抗体有关。②斑点型（S）：又称核颗粒型、核斑块型，分裂间期细胞核质染色呈斑点状、斑块状，核仁阴性，分裂期细胞染色质阴性。此荧光染色型与抗 Sm、nRNP、SSA/Ro 和 SSB/La 等抗体有关。③核仁型（N）：分裂间期细胞核仁着染荧光，分裂期细胞染色质阴性，此荧光染色型与硬皮病相关抗核抗体有关，核仁颗粒型常与抗原纤维蛋白抗体、抗 RNA 多聚酶 I 抗体相关，核仁均质型常与抗 PM-Scl 抗体、抗 Th/To 抗体相关，核仁点型常与抗 NOR 抗体相关。④核膜型（M）：又称周边型。分裂间期细胞荧光染色在核膜周围，分裂期细胞染色质阴性，此荧光染色型与抗核包膜蛋白抗体（抗板层素或 gp210 抗体）相关。⑤着丝点型：分裂间期细胞核内均匀散布大小较一致的着染荧光细颗粒（40~60 个），无核膜结构，分裂期细胞染色质着丝点密集排列。⑥胞浆型：分裂间期细胞浆荧光染色阳性，又可分为线粒体型（胞质粗颗粒型）、核糖体型（胞质细颗粒型或均质型，有时可见核仁阳性）、Jo-1 型（核、质颗粒型）、细颗粒型（PL-7、PL-12）等。⑦核点型：分裂间期细胞核内分布大小不一的点状荧光（5~20 个），与抗 P80 和 SP100 抗体有关。有时一份血清内因含有多种抗体，因而可呈现两种或两种以上混合的荧光染色模型。除上述常见荧光染色模型之外，还可见一些少见的荧光染色模型，包括抗中心粒抗体、抗纺锤体抗体和抗中间体抗体等，但其临床意义还不十分清楚。

（2）酶联免疫吸附法　通常用于检测特异性 ANA，如抗 DNA 抗体和可提取核抗原（ENA）抗体（抗 Sm、抗 SSA/Ro、抗 SSB/La 和抗 nRNP 抗体）。利用该技术，将检测血清在预先包被有纯化的靶抗原的孔中孵育，并通过酶结合的抗人免疫球蛋白抗体检测已与靶抗原结合的抗体，然后采用适当的酶底物显色。由于 ELISA 法检测的自身抗体有限（通常为 8 到 10 种），相较 IIF 法敏感性低，并且可能因技术导致抗原变性产生假阳结果，而不推荐用于 ANA 筛查。

［参考区间］

IIF 法：正常人为阴性；ELISA 法：正常人为阴性。

［临床诊断价值］

（1）ANA 最常见于系统性红斑狼疮（SLE）和混合性结缔组织病（MCTD）。大约 99% 的 SLE 患者以 Hep-2 为抗原基质采用 IIF 法检测 ANA 阳性，几乎所有的 MCTD 患者 ANA 均阳性。此外，还可见于其他的自身免疫性疾病，包括干燥综合征（SS）、皮肌炎/多发性肌炎（PM/DM）等。

（2）由于细胞核抗原成分的复杂性，因此 ANA 是一大类异质性的自身抗体。有的特异性 ANA 仅见于某一种特定的疾病，因而常常被认为是诊断该疾病的血清标志性抗体。此外，各种特异性 ANA 在不同的自身免疫性疾病中出现不同的特征性 ANA 谱。因此，ANA 检测在临床诊断和鉴别诊断中是一个极为重要的筛查试验，ANA 阳性结果进一步明确其抗体特异性对于诊断、临床分型、病情观察、预后及治疗监测都具有重要意义。ANA 的检测对于 SLE、SS、PM/DM 和系统性硬化症（SSc）的诊断非常有价值，对于药物诱导性狼疮、MCTD 及自身免疫性肝炎的诊断有一定的价值。ANA 检测对于青少年特发性关节炎、抗磷脂综合征和雷诺现象的监测和预后有一定的帮助。

（3）ANA 除了可见于自身免疫性疾病之外，低滴度的 ANA 还可见于慢性活动性肝炎、结核感染、恶性肿瘤患者中。10% 左右的正常人 ANA 可为低滴度阳性，随年龄增长 ANA 阳性率增高。因此，ANA 阳性结果并不能帮助确诊自身免疫性疾病，还需综合考虑临床表现及症状。一般中至高滴度 ANA 阳性提示自身免疫性疾病的可能性更高。

（4）由于以 Hep－2 细胞为抗原基质的 IIF 法对于抗 SSA/Ro 及 Jo－1 等抗体的敏感性低，因而，如果临床上高度疑似的患者，应采用 ELISA 法或其他方法明确患者体内是否存在特异性 ANA。

（二）抗双链 DNA 抗体

抗 DNA 抗体又称抗脱氧核糖核酸抗体，一般可分为抗双链 DNA 抗体（抗 dsDNA 抗体）和抗单链 DNA 抗体（抗 ssDNA 抗体）。抗 dsDNA 抗体的靶抗原为 DNA 双螺旋结构的脱氧核糖磷酸框架上。抗 dsDNA 抗体主要见于 SLE，是目前公认的 SLE 高度特异性抗体。

［检测方法］

目前抗 dsDNA 抗体的检测方法主要有间接免疫荧光法、ELISA 法、放射免疫分析法（Farr's 法）、化学发光法、免疫微珠法和金标免疫分析法等。由于抗原来源、包被工艺、抗原抗体反应条件不同，不同方法的敏感性及特异性不同，方法学之间不具有可比性。

（1）间接免疫荧光法　IIF 法采用的抗原基质包括绿蝇短膜虫（CL）和马疫锥虫（TE）两种。目前多用绿蝇短膜虫，其动基体中富含天然 DNA，且通常不含有其他的抗原成分，当与血清中的抗 dsDNA 抗体结合之后，经荧光标记的第二抗体与之反应，可通过荧光显微镜观察到动基体的亮绿色荧光。IIF 法对于测定抗 dsDNA 抗体具有特异性强的特点，目前美国风湿病学会推荐 IIF 法为抗 dsDNA 抗体检测的首选方法。

（2）酶联免疫吸附法　采用纯化的 dsDNA 作为抗原包被酶标反应板，将检测血清在预先包被有纯化的靶抗原的孔中孵育，并通过酶结合的抗人免疫球蛋白抗体检测已与靶抗原结合的抗体，然后采用适当的酶底物显色。抗原来源、包被工艺以及酶标记二抗的质量对于 ELISA 法检测结果均有一定影响，目前推荐 ELISA 法检测阳性结果应采用间接免疫荧光法或 Farr's 法进一步确认。

（3）金标免疫分析法　采用纯化的 dsDNA 作为抗原结合在硝酸纤维膜上，将检测血清与抗原一同孵育后，通过胶体金标记的二抗显色。金标免疫分析法的敏感性及特异性低于 ELISA 法和 Farr's 法。

（4）放射免疫分析法　根据沉淀抗原－抗体复合物的沉淀剂的不同可分为采用聚乙二醇（PEG）的 PEG 法和采用饱和硫酸铵的 Farr's 法。Farr's 法更为常用，采用^{125}I 标记 dsDNA 与待检血清中的抗 dsDNA 抗体结合形成抗原－抗体复合物，再被饱和硫酸铵沉淀，检测沉淀中的放射性伽马计数，通过计算沉淀中的放射性伽马计数占总的放射性伽马计数的百分比来判断抗 dsDNA 抗体的含量。放射免疫法由于其抗原抗体反应的特征主要检测到的是高亲和力的抗 dsDNA 抗体，曾被认为是抗 dsDNA 抗体检测的金标准，但由于放射性污染问题，已逐渐被多数实验室淘汰。

［参考区间］

IIF 法：正常人为阴性（滴度低于 1∶10）；ELISA 法、金标免疫分析法：正常人为阴性；Farr's 法：正常人结合率小于 20%。

［临床诊断价值］

抗 dsDNA 抗体主要见于 SLE，是目前公认的 SLE 高度特异性抗体，被列为 SLE 诊断标准之一。抗 dsDNA 抗体在 SLE 中，阳性率在 60%～90%。活动期 SLE（肾型或非肾型）的阳性率为 80%～100%；非活动期 SLE 的阳性率低于 30%。有时其他结缔组织病患者抗 dsDNA 抗体也可阳性，如干燥综合征、药物性狼疮、混合性结缔组织病、自身免疫性肝炎等，但阳性率低，一般低于 10%，抗体效价也较低。抗 dsDNA 抗体与 SLE 疾病活动性关系密切，其抗体效价随疾病的活动或缓解而升降。血清抗 dsDNA 抗体水平升高，提示疾病复发。血清抗 dsDNA 抗体呈升高水平，同时伴低补体血症时，提示发生狼疮肾炎的危险性大。SLE 缓解期其血清抗 dsDNA 抗体水平降低甚至转阴。因此，抗 dsDNA 抗体常被作为 SLE 活动的指标，可用于监视 SLE 病情变化、SLE 疾病活动期判断、药物治疗效果观察等。但需值得注意的是，由于存在个体差异，部分患者的 SLE 疾病活动性与抗 dsDNA 抗体效价无关，这部分患者的病情监测需综合补体水平以及临床表现。

（三）抗核小体抗体

核小体是真核细胞染色质的基本单位，对于细胞核中 DNA 的组成非常重要。核小体含有成对出现的四种组蛋白 H2A、H2B、H3 和 H4，形成组蛋白八聚体，在电子显微镜下，核小体呈"串珠"状。近年研究表明，核小体是 SLE 的主要自身抗原，可能与 SLE 发病及病理变化直接相关。

［检测方法］

抗核小体抗体主要应用 ELISA 法、化学发光法、免疫微珠法和免疫印迹法检测。近年由于抗原纯化技术的提高，极大提高了抗核小体抗体对 SLE 的特异性。

［参考区间］

正常人为阴性。

［临床诊断价值］

抗核小体抗体比抗 dsDNA 抗体、抗组蛋白抗体更早出现，与肾小球肾炎有关。核小体和组蛋白成分的自身抗体及其抗原抗体复合物，在 SLE 的发生和发展中具有重要作用。抗核小体抗体在 SLE 诊断中的敏感性为 58%～71%，特异性可达 97%～99%。抗核小体抗体多见于活动性狼疮特别是狼疮肾炎，可能是 SLE 的特异性抗体，与抗 dsDNA 抗体、抗 DNP 抗体和抗 Sm 抗体等 SLE 的其他特异性抗体同时检测，可明显提高 SLE 临床诊断的敏感性和特异性。

（四）抗组蛋白抗体

抗组蛋白抗体（AHA）的靶抗原是细胞核染色质中的组蛋白。组蛋白分子量介于 11.2kD 和 21.5kD 之间，作用为稳定 DNA 双链，也可能在基因调控中起作用。组蛋白可分为五种：H1、H2A、H2B、H3、H4，这五种组蛋白亚单位及其复合物（H2A－H2B－DNA 复合物、H3－H4 复合物）都有各自对应的自身抗体。组蛋白通常以八聚体形式存在，被 DNA 双链围绕形成了核小体。在结合区，DNA（连接 DNA）与组蛋白 H1 相关联。AHA 检测对结缔组织病尤其是药物性狼疮的诊断及鉴别诊断有重要临床价值。

［检测方法］

目前临床常规检测 AHA 方法包括 ELISA 法、免疫印迹法等，可以检测总的 AHA

或组蛋白亚单位多肽抗体。临床常规检测以 ELISA 法检测总的 AHA 为主。

[参考区间]

正常人为阴性

[临床诊断价值]

（1）AHA 可以在多种结缔组织病中出现，不具有诊断特异性，如 SLE（30% ~ 80%）、药物性狼疮（>90%）、类风湿关节炎（15% ~ 75%）、幼年型类风湿关节炎（30% ~ 75%）、原发性胆汁性胆管炎（40% ~ 60%）、系统性硬化症（30%）、Felty 综合征（80%）、原发性干燥综合征（<10%）、混合性结缔组织病（<10%）等。此外，某些感染性疾病（如 HIV 感染）、肾脏疾病（如原发性肾小球肾炎、膜性肾小球肾炎和自发性肾病综合征等，为 IgA 型 AHA）、神经性疾病（如早老性痴呆）等也存在一定意义的相关性。AHA 在药物性狼疮（DIL）的病人中阳性率较高，如仅有 AHA 抗体而不伴有其他 ANA（抗 ssDNA 抗体除外），则强烈支持 DIL 诊断。

（2）AHA 阳性的 SLE 患者临床上伴有肾炎者多见，中枢神经系统受累者则较少见。AHA 与 SLE 疾病活动性存在一定意义的相关性，活动期 SLE 患者中 AHA 阳性率较高，可达 90%。但也有文献报道，仅部分 AHA 阳性的 SLE 患者与活动性相关。SLE 患者中，AHA 主要以抗 H2A - H2B - DNA 复合物抗体、抗 H1 抗体和抗 H2B 抗体为主。

（3）可诱发 DIL 的常见药物有普鲁卡因胺、苯妥英钠、异烟肼、肼苯哒嗪、奎尼丁、替尼酸、青霉胺、氯丙嗪及雌激素等，不同的药物可诱导出针对不同组蛋白亚单位的抗体。

（4）由于检测方法不同，SLE 患者中 AHA 的阳性率差别较大。

（五）抗可提取性核抗原抗体

可提取性核抗原（ENA）是指可溶于盐溶液（生理盐水或磷酸盐缓冲液）而被提取的核物质中一类蛋白抗原的总称，此组抗原不含组蛋白，大多数属于酸性核蛋白，由许多小分子的 RNA 和多肽组成，对 RNA 酶敏感，目前认为属于核小核糖核蛋白（snRNPs）家族。目前临床常规最常检测的抗 ENA 抗体包括抗 Sm、抗 U1RNP、抗 SSA/Ro、抗 SSB/La、抗 rRNP、抗 Scl - 70 和抗 Jo - 1 等七种自身抗体，其他抗 ENA 抗体还包括抗 PCNA、抗 PM - 1、抗 Ku、抗 Mi - 2、抗 RA33、抗 Ki、抗 SRP、抗 RANA、抗 PL - 7 和抗 PL - 12 等抗体。

1. 抗 Sm 抗体

抗 Sm 抗体以首例发现的病人名字（Smith）命名。抗 Sm 抗体的靶抗原位于细胞核内一组由核蛋白与 RNA 所构成的分子颗粒上。这组蛋白被称为核小核糖核蛋白。由于这组小分子的 snRNP 中尿嘧啶含量丰富，故 snRNP 又被称为 UsnRNP。UsnRNP 中能被抗 Sm 抗体识别的蛋白组分被称为 Sm "共同核心"，Sm 共同核心主要存在于除 U3snRNP 以外的 U1、U2、U4/6 和 U5snRNP 中，包括 B/B′、D、E、F、G 五种蛋白多肽。已知蛋白多肽的分子量为 B/B′（28kD/29kD）、D（16kD）、E（12kD）、F（11kD）和 G（9kD），其中 B/B′ 及 D 与其他组分相比具有更高的亲和力，为抗 Sm 抗体较高特异性靶抗原组分。

［检测方法］

抗 Sm 抗体检测传统方法为双向免疫扩散法（DID）、对流免疫电泳，其他检测方法包括：ELISA、免疫印迹法、化学发光法和免疫微珠法等。

［参考区间］

正常人为阴性。

［临床诊断价值］

抗 Sm 抗体对 SLE 的诊断具有较高特异性，是目前公认的 SLE 的血清标志抗体，在 SLE 中的阳性率为 20%～40%。抗 Sm 抗体阴性并不能排除 SLE 诊断。抗 Sm 抗体检测对早期、不典型的 SLE 或经治疗缓解后的 SLE 回顾性诊断有很大帮助。抗 Sm 抗体阳性是否与肾脏、中枢神经系统损伤及病情活动有关，目前尚无定论。

2. 抗 U1RNP 抗体

抗 U1RNP 抗体的靶抗原亦位于 UsnRNP 蛋白分子颗粒上，识别的是各种 UsnRNP 中除 Sm 共同核心外的另一类蛋白组分。抗 U1RNP 抗体对结缔组织病的诊断及鉴别诊断具有重要临床意义。抗 U1RNP 抗体的抗原决定簇位于与 U1RNP 相连接的蛋白多肽上，其成分至少包括 9 种蛋白多肽所组成的复合物，其中主要成分为 70kD 蛋白、蛋白A（32kD）和蛋白 C（20kD）三种多肽。

［检测方法］

抗 U1RNP 抗体检测传统方法为双向免疫扩散法和对流免疫电泳法，其他检测方法包括：ELISA、免疫印迹法、化学发光法和免疫微珠法等。Sm 和 U1RNP 的抗原是同一分子复合物（RNA - 蛋白质颗粒）中的不同抗原位点，两种抗原具有相关性，分离提纯十分困难。临床上抗 Sm 抗体阳性者常同时伴有抗 U1RNP 抗体阳性，单一抗 Sm 抗体阳性者很少见。

［参考范围］

正常人为阴性。

［临床诊断价值］

抗 U1RNP 抗体在混合性结缔组织病（MCTD）患者中阳性率最高，几乎见于所有的 MCTD 患者，阳性率 >95%。出现高效价（滴度）的抗 U1RNP 抗体，且无其他特异性的抗核抗体，是诊断 MCTD 的重要血清学依据。抗 U1RNP 抗体可在多种风湿病中出现，并不具有诊断特异性。其他结缔组织病中阳性率分别为：SLE（30%～40%）、系统性硬化症（14%）、原发性干燥综合征（12%）、皮肌炎/多发性肌炎（15%）。在抗 U1RNP 抗体阳性的 MCTD 或 SLE 患者中，常与肌炎、食管蠕动功能低下、雷诺征、关节痛、指硬化和肺脏的间质性改变等临床症状密切相关，且此抗体阳性的患者肾炎的发病率极低。

3. 抗 SSA/Ro 抗体

抗 SSA/Ro 抗体的靶抗原属小分子细胞浆核糖核蛋白（scRNP），由细胞浆 Y 族 hYRNAs（包括 hY1、hY2、hY3、hY4、hY5）和两种不同分子量的蛋白质（60kD 和 52kD）组成。SSA/Ro 抗原在启动 RNA 翻译活性分子的过程中起作用，可能参与了转录的调控过程。抗 SSA/Ro 抗体的靶抗原主要位于细胞核中，但在细胞浆中也可发现。

［检测方法］

抗 SSA/Ro 抗体检测传统方法为双向免疫扩散法和对流免疫电泳法，其他检测方法包括：ELISA、免疫印迹法、化学发光法和免疫微珠法等。由于 60kD 抗原可在 HEp-2 细胞固定过程中被破坏，而 52kD 的抗原主要存在于细胞浆中，因而在用间接免疫荧光法检测抗核抗体时，常常可能漏检抗 SSA/Ro 抗体。目前认为 50% 左右的抗核抗体阴性的 SLE 患者中体内都存在单一的抗 SSA/Ro 抗体。因此，临床高度怀疑干燥综合征或 SLE 的患者，若抗核抗体采用间接免疫荧光法检测阴性，应采用 ELISA 方法或其他方法确认是否存在抗 SSA/Ro 抗体。

［参考范围］

正常人为阴性。

［临床诊断价值］

抗 SSA/Ro 抗体主要见于干燥综合征（SS），阳性率达 40% ~ 95%，不同的检测方法对敏感性影响很大。抗 SSA/Ro 抗体也可见于 SLE（20% ~ 60%）、类风湿关节炎（3% ~ 10%）、系统性硬化症（24%）、原发性胆汁性胆管炎（20%）及多发性肌炎等，偶见于慢性活动性肝炎（CAH）。抗 SSA/Ro 抗体能直接参与组织的病理损害，特别是皮肤的损害，可引起亚急性皮肤型狼疮（SCLE）的皮损，抗体阳性率为 70% ~ 90%；与 SLE 的广泛性光变态反应性皮炎也相关；IgG 类抗体通过胎盘进入胎儿后，可引起新生儿狼疮综合征（NLE），抗体的阳性率 >90%；与胎儿的传导系统结合，可造成先天性房室传导阻滞；此外，还与 SS、SLE 肾脏及关节损害、补体 C2/C4 缺乏密切相关。抗 SSA/Ro 抗体两种蛋白（52kD 和 60kD）的抗体均可见于 SS 及 SLE。但单独出现抗 52kD 抗体特异性较低，还可能于其他抗体（如抗 Jo-1 抗体）产生交叉反应。

4. 抗 SSB/La 抗体

抗 SSB/La 抗体靶抗原属核小核糖核蛋白（snRNP），RNA 聚合酶Ⅲ的辅蛋白。靶抗原生物作用可能与 RNA 聚合酶Ⅲ有密切关系，可作用于该酶转录的终止因子，能与 RNA 聚合酶Ⅲ转录所合成的 RNA 结合。靶抗原主要位于细胞核，仅 10% 的抗原也发现于细胞质，分子量分别为 48kD、47kD、45kD 的三种蛋白多肽，但 48kD 更具特异性。

［检测方法］

抗 SSB/La 抗体检测传统方法为双向免疫扩散法和对流免疫电泳法，其他检测方法包括：ELISA、免疫印迹法、化学发光法和免疫微珠法等。

［参考范围］

正常人为阴性。

［临床诊断价值］

抗 SSB/La 抗体对诊断干燥综合征（SS）具有高度特异性，是 SS 的血清特异性抗体，原发性 SS 阳性率为 65% ~ 85%。抗 SSA/Ro 抗体和抗 SSB/La 抗体常常同时出现，抗 SSB/La 抗体较抗 SSA/Ro 抗体诊断 SS 更为特异。抗 SSB/La 抗体仅在少数 SLE 患者中出现，阳性率为 10% ~ 15%，且大多为 SLE 合并 SS（继发性 SS）。同抗 SSA/Ro 抗体一样，抗 SSB/La 抗体亦可引起新生儿狼疮综合征（NLE），可造成先天性房室传导阻滞。在其他自身免疫性疾病中如出现抗 SSB/La 抗体，患者常伴有继发性干燥综合征，唾液腺、唇腺活检可见有大量淋巴细胞浸润。SS 中的抗 SSA/Ro 抗体和抗 SSB/La 抗体除用于临床疾病的诊断与鉴别诊断外，还可作为 SS 的预后参考。在临床上常与血管炎、淋巴结肿大、紫癜、高丙种球蛋白血症、严重的唾液腺功能障碍、腮腺肿胀、出现高效价的类风湿因子、白细胞减少症、光过敏和皮损等临床症状相关。

5. 抗核糖体 P 蛋白抗体

抗核糖体 P 蛋白（抗 rRNP 抗体）的靶抗原为细胞浆中 60S 核糖体大亚基上 P0（38kD）、P1（19kD）和 P2（17kD）三个磷酸化蛋白，三种蛋白中至少有 1 个共同的抗原表位，位于这些蛋白的羧基端。靶抗原（P1 和 P2）参与了蛋白合成和 GTP 酶的激活。核糖体最初产生于核仁，以后转送释放到胞质中，由此构成了抗 rRNP 抗体的特征性荧光染色模型（胞质及核仁荧光模型）。

［检测方法］

抗 rRNP 抗体检测传统方法为双向免疫扩散法，其他检测方法包括：ELISA、免疫印迹法、化学发光法和免疫微珠法等，包被抗原多采用合成 P 肽、融合 P 蛋白或纯化的天然 60S 核糖体 P0/P1/P2 亚单位。不同方法检测抗 rRNP 抗体的敏感性及特异性存在显著差异。

［参考范围］

正常人为阴性。

［临床诊断价值］

抗 rRNP 抗体为 SLE 的血清高度特异性抗体，阳性率为 10%～40%。SLE 患者出现抗 rRNP 抗体与中枢神经系统、肝脏或肾脏受累相关，与抗 dsDNA 抗体不相关，在精神症状发作前及发作期，抗 rRNP 抗体效价升高。具有脑炎和精神病症状的 SLE 病人，抗 rRNP 抗体的敏感性为 56%～90%。抗 rRNP 抗体常在 SLE 活动期中存在，有时不会随病情的缓解立即消失，可持续 1～2 年后才转为阴性。

6. 抗 Scl - 70 抗体

抗 Scl - 70 抗体可与鼠肝中分离的 70kD 的抗原反应，因而得名。其靶抗原是 DNA 拓扑异构酶Ⅰ（Top1），故抗 Scl - 70 抗体又称为抗拓扑异构酶Ⅰ抗体（抗 Top1 抗体）。抗 Scl - 70 抗体的靶抗原位于 DNA 拓扑异构酶Ⅰ的 C 端末区，是分子量为 100kD 的蛋白，存在于核浆与核仁中，在核仁中的浓度尤其高。70kD 的抗原实为纯化过程中的降解产物。该酶在 DNA 双链的复制和转录中起作用，参与超螺旋 DNA 的解螺旋，使 DNA 能形成复制与转录的所需的拓扑结构，是细胞内具有重要生物功能的关键蛋白。

［检测方法］

抗 Scl - 70 抗体临床常规检测方法为 ELISA、免疫印迹法、化学发光法和免疫微珠法等。免疫印迹法检测抗 Scl - 70 抗体阳性，显色区带出现在分子量为 86kD、70kD 的蛋白多肽条带上。ELISA 等其他方法包被抗原多采用纯化的天然牛胸腺提取物或重组拓扑异构酶Ⅰ。

［参考范围］

正常人为阴性。

［临床诊断价值］

抗 Scl - 70 抗体被视为进行性系统性硬化（PSS）的血清特异性抗体。在所有的系统性硬化症（SSc）病人中，抗 Scl - 70 抗体阳性率为 25% ~ 40%，重症弥漫型为 75%，CREST 综合征为 13%，PM/SSc 重叠综合征为 12%。局限型硬皮病患者此抗体一般为阴性。抗 Scl - 70 抗体对诊断 SSc 的特异性为 100%，敏感性为 40%。抗 Scl - 70 抗体阳性，通常提示预后不佳，该抗体阳性与弥漫性皮肤病变、近端皮肤累及、肺间质纤维化、心脏受累、肾脏受累、远侧骨质溶解、指端凹陷性疤痕、指趾关节畸形、并发肿瘤及神经系统受累密切相关。

7. 抗氨酰 - tRNA 合成酶抗体与抗 Jo - 1 抗体

抗氨酰 - tRNA 合成酶抗体特异性识别的主要靶抗原是合成酶与 tRNA 构成的复合物。目前，已在多发性肌炎/皮肌炎（PM/DM）患者中共发现了多达 10 种抗氨酰 - tRNA 合成酶抗体，均被公认为 PM/DM 的血清标志抗体。分别是抗组氨酰、甘氨酰、丙氨酰、苏氨酰、异亮氨酰、天冬酰胺、苯丙氨酰、赖氨酰、谷氨酰和酪氨酰 - tRNA 合成酶抗体，临床上分别称之为抗 Jo - 1、EJ、PL - 12、PL - 7、OJ、KS、Zo、SC、JS 和 YRS 抗体。因为 75% 的抗氨酰 - tRNA 合成酶抗体阳性病人为抗 Jo - 1 抗体阳性，所以临床常规检测抗氨酰 - tRNA 合成酶抗体以抗 Jo - 1 抗体为主。抗 Jo - 1 抗体又称抗 PL - 1 抗体，其靶抗原为分子量为 50kD 的组氨酰 - tRNA 合成酶，一种细胞质磷酸蛋白，在胞质中以小分子核糖核蛋白（scRNP）形式出现。

［检测方法］

抗氨酰 - tRNA 合成酶抗体检测方法包括免疫沉淀法、免疫印迹法、双向免疫扩散法、对流免疫电泳法、ELISA、化学发光法和免疫微珠法等。目前临床常规检测抗氨酰 - tRNA 合成酶抗体以抗 Jo - 1 抗体为主。采用间接免疫荧光法筛查抗核抗体通常会漏检抗 Jo - 1 抗体。

［参考范围］

正常人为阴性。

［临床诊断价值］

（1）抗氨酰 - tRNA 合成酶抗体为多发性肌炎/皮肌炎（PM/DM）患者的血清高特异性自身抗体，尽管各种抗合成酶抗体在 PM/DM 中的阳性率各不相同，抗 Jo - 1 抗体阳性率为 20% ~ 30%，抗 EJ、PL - 12、PL - 7 和 OJ 抗体的阳性率分别为 1% ~ 5%，剩余 5 种抗体的阳性率更低。但上述抗体阳性患者都具有相似的临床症状，表现为肌炎、肺间质病变、关节炎、雷诺现象、机械工人手、皮肤过度角化、指（趾）皮肤硬化、面部毛细血管扩张及钙化，也被称为抗合成酶综合征。其中尤以肺间质病变、关节炎及雷诺现象表现突出，远高于抗合成酶抗体阴性者。

（2）抗 Jo - 1 抗体为多发性肌炎/皮肌炎（PM/DM）的血清标记性抗体，是抗合成酶抗体中最常见的一种抗体，多数患者伴有间质性肺部疾病（ILD）和多关节炎或关节痛等。抗 Jo - 1 抗体对肌炎的诊断具有较高特异性（>95%），抗体的效价与疾病的活动性相关，与患者的肌酸激酶水平及肌炎活动的临床指标有关。抗 Jo - 1 抗体阳性患者对于治疗反应差。

8. 抗增值细胞核抗原抗体

抗增值细胞核抗原（PCNA）抗体又称抗增殖蛋白 I 抗体，靶抗原是 DNA 多聚酶 δ 的辅助蛋白，是一种分子量为 36kD 的核蛋白，它可能在控制细胞周期中起关键作用，在 DNA 合成与加工中必不可少。其浓度在 G1 期增加,在 G2 期浓度下降至基础水平。

[检测方法]

抗 PCNA 抗体检测方法包括间接免疫荧光法、双向免疫扩散法、免疫印迹法、ELISA 法和免疫沉淀法等。目前临床常规检测抗 PCNA 抗体以间接免疫荧光法和免疫印迹法为主。采用间接免疫荧光法检测,抗 PCNA 抗体阳性荧光染色模型呈现特征性的表现,为 HEp-2 细胞分裂间期细胞的细胞核部分(约半数)呈现明亮的细颗粒样荧光染色,而另一部分分裂间期细胞的细胞核则呈现阴性或较弱的细颗粒样荧光染色。

[参考范围]

正常人为阴性。

[临床诊断价值]

抗 PCNA 抗体为 SLE 的血清标志性自身抗体,但其在 SLE 患者中的阳性率仅为 3%~6%。抗 PCNA 抗体与 SLE 临床表现之间的相关性目前尚不清楚。

9. 抗 Ku 抗体

抗 Ku 抗体是以首例发现这一抗体的 PM/SSc 重叠综合征患者的姓名命名的。抗 Ku 抗体又称抗 P70/P80 抗体,靶抗原位于间期细胞的细胞核和核仁内,由分子量为 70kD 和 80kD 两个亚单位核蛋白组成(即 P70 和 P80),它们以二聚体形式存在且结合于 DNA 的自由端,抗 P70 抗体和抗 P80 抗体可在不同的疾病中发挥作用。Ku 抗原在 DNA 复制、转录、翻译及免疫球蛋白生产过程中的基因重组等方面起重要作用。

[检测方法]

抗 Ku 抗体的检测方法包括双向免疫扩散法、ELISA、免疫印迹法和免疫沉淀法等。

[参考范围]

正常人为阴性。

[临床诊断价值]

抗 Ku 抗体常见于系统性硬化症(SSc)及多发性肌炎/皮肌炎(PM/DM),特别是在 PM/SSc 重叠综合征中阳性率较高(30%),且 Ku 抗体阳性的 PM/SSc 重叠综合征患者其预后好。此外还可见于 SLE、干燥综合征和混合性结缔组织病。不同人种中抗 Ku 抗体的检出率存在差异,与 HLA-DQw1 相关。抗 Ku 抗体阳性与雷诺现象、关节痛、表皮增厚及食管反流关系密切。

10. 抗 PM-Scl 抗体

抗 PM-Scl 抗体又称为抗 PM-1 抗体,靶抗原主要位于核仁的颗粒部分,免疫沉淀法显示其靶抗原是由 11~16 种蛋白多肽组成的复合物,分子量介于 20~110kD,其中 100kD 和 75kD 是最具有抗原活性的多肽。抗 PM-Scl 抗体靶抗原在细胞中的功能目前尚不明确,可能对细胞的增殖有调节作用或参与部分 RNA 的合成。

[检测方法]

抗 PM-Scl 抗体的检测方法包括双向免疫扩散法、ELISA、免疫印迹法和免疫沉淀法等。

[参考范围]

正常人为阴性。

［临床诊断价值］

抗 PM - Scl 抗体常见于多发性肌炎/硬皮病重叠综合征患者中，在肌炎合并硬皮病且无 SLE 特征的患者中该阳性率高达 25%，而 50% 的抗体阳性的患者为肌炎合并硬皮病。与其他 ANA 阳性的患者相比，抗 PM - Scl 抗体通常与雷诺现象、关节炎、肌肉疼痛、皮肤钙质沉着和肺部受累相关，预后较好，几乎无内脏损害。

11. 抗 Mi - 2 抗体

抗 Mi - 2 抗体的靶抗原位于细胞核核质内，是分子量 34kD 到 240kD 的 8 种核蛋白质复合物，不含任何核酸成分。其主要的免疫活性成分为 240kD 的蛋白质复合物（分子量为 218kD），其结构属于解旋酶家族，主要通过染色体重组来对细胞增殖进行调控。

［检测方法］

抗 Mi - 2 抗体的检测方法包括双向免疫扩散法、ELISA、免疫印迹法和免疫沉淀法等。

［参考范围］

正常人为阴性。

［临床诊断价值］

抗 Mi - 2 抗体对肌炎高度特异性，见于 15%～25% 的成人皮肌炎、10%～15% 的幼年型皮肌炎、5%～10% 的多发性肌炎/皮肌炎（PM/DM）及 <3% 的多发性肌炎（PM）患者中，对皮肌炎（DM）具有高度特异性（>97%）。抗 Mi - 2 抗体阳性患者 95% 有皮肤病变，多表现为"V 型"及"披肩"型皮疹与表皮增生。抗 Mi - 2 抗体阳性的患者对治疗的反应与预后均较好。伴肿瘤和儿童多发性肌炎患者罕见抗 Mi - 2 抗体。

12. 抗信号识别粒子抗体

抗信号识别粒子抗体（抗 SRP 抗体）是一种少见的肌炎特异性抗体。抗 SRP 抗体的靶抗原为一种位于胞浆中的核糖核蛋白复合物，由 RNA 和 6 种蛋白质组成，蛋白质的分子量为 9～72kD，其中 54kD 的蛋白质携带有抗原决定簇，在胞浆内参与新合成的蛋白多肽在内质网内的移位的功能。

［检测方法］

抗 Mi - 2 抗体的检测方法包括双向免疫扩散法、ELISA、免疫印迹法和免疫沉淀法等。

［参考范围］

正常人为阴性。

［临床诊断价值］

抗 SRP 抗体仅见于多发性肌炎（PM），阳性率约 5%。该抗体阳性的 PM 患者与急性发病、病情严重、对药物抵抗、心脏受累和高死亡率相关，预后不佳，5 年生存率为 25%。抗 SRP 抗体偶尔也可见于皮肌炎患者或无肌炎表现的患者。该抗体阳性出现间质性肺病和关节炎症状的频率较低，也与 HLA - DR7、DR5、DQA0201 相关。

（六）抗着丝点抗体

抗着丝点抗体（ACA）的靶抗原为着丝点蛋白，位于在细胞分裂时与纺锤体相互作用的动原体（动粒）的内板与外板上，包括 17kD 的 CENP - A、80kD 的 CENP - B、

140kD 的 CENP - C 和 CENP - D 4 种着丝点蛋白。大多数抗着丝点抗体至少与其中两种抗原反应，其中 CENP - B 是主要的靶抗原。

［检测方法］

ACA 的检测方法包括间接免疫荧光、ELISA、免疫印迹法、化学发光和免疫微珠法等。采用间接免疫荧光检测时，ACA 可在 HEp - 2 细胞上呈现典型的荧光染色模型，表现为分裂间期细胞可见细小的、大小相同的、明亮的荧光颗粒均匀散布于细胞核位置，颗粒数量一般为 40 ~ 80 个（通常每个细胞核含有 46 或 92 个着丝点），有丝分裂期细胞（尤其是分裂中期细胞）染色体区呈现密集棒状或带状排列的着丝点荧光染色。ELISA 等其他方法通常采用纯化或重组的 CENP - B 作为包被抗原。免疫印迹法采用从 HEp - 2 细胞种纯化着丝点蛋白作为抗原，可同时检测多种 ACA 亚型抗体。

［参考范围］

正常人为阴性。

［临床诊断价值］

（1）在系统性硬化症（SSc）患者血清中，ACA 的阳性率为 22% ~ 36%，ACA 阳性与雷诺现象有密切关系。ACA 是 SSc 的亚型 CREST 综合征的特异性抗体，阳性率可达 80% ~ 98%。CREST 综合征的临床表现主要包括钙质沉着、雷诺现象、食管运动障碍、指（趾）硬皮病和毛细血管扩张等。CREST 综合征患者多较少出现内脏损害，病情较轻，进展缓慢，病程较长。ACA 阳性往往是患者预后较好的一个指标。在原发性雷诺现象患者（无其他 CREST 症状或体征）中 ACA 的阳性率为 25%，抗体阳性患者易发展成局限型系统性硬化症，此类患者可能是 CREST 综合征的早期变异型或顿挫型。弥漫型硬皮病中 ACA 较为少见，阳性率仅为 8%。ACA 很少与抗 Scl - 70 抗体同时存在。ACA 除主要与局限型系统性硬化症相关外，还偶见于局限性肺动脉高压、其他结缔组织病（SLE、类风湿关节炎、干燥综合征等，阳性率 <5%）、关节痛和原发性甲状腺炎伴雷诺现象等患者中。

（2）此外，ACA 还见于原发性胆汁性胆管炎（PBC）患者中，阳性率为 10% ~ 20%。PBC 常与系统性硬化症重叠，发生率为 10% ~ 15%，可表现出自身免疫结缔组织病的不同的症状。ACA 阳性的 PBC 患者常同时存在 CREST 综合征的临床症状，如雷诺现象、指（趾）硬皮病等。PBC 患者中 ACA 的靶抗原也以 CENP - B 为主。ACA 阳性患者常常提示后期可能进展为门脉高压。

（七）抗 P - 80 螺旋蛋白抗体

抗 P - 80 螺旋蛋白抗体又称为抗核少点抗体。该抗体的靶抗原为与核浆中螺旋小体（CBs）相关联的 80kD 核蛋白（P - 80 螺旋蛋白）和核小核糖核蛋白（snRNP）成分。P - 80 螺旋蛋白随着细胞周期组装、拆散，循环往复。

［检测方法］

抗 P - 80 螺旋蛋白抗体临床常规检测方法为间接免疫荧光法。也可采用 ELISA、免疫印迹和免疫沉淀法等。间接免疫荧光法筛查抗核抗体，抗 P - 80 螺旋蛋白抗体阳性荧光染色模型多表现为分裂间期细胞细胞核核浆 1 ~ 3 个分散的圆点状荧光染色，有丝分裂期细胞浓缩的染色体区为阴性。

[参考范围]

正常人为阴性。

[临床诊断价值]

抗 P－80 螺旋蛋白抗体可见于干燥综合征（4%）、原发性胆汁性胆管炎（PBC）和慢性活动性肝炎（CAH）等患者。

（八）抗 Sp100 抗体

抗 Sp100 抗体是抗多核点（MND）抗体中的一种，其靶抗原为分子量 50kD 的可溶性酸性磷酸化核蛋白（Sp100 蛋白），该蛋白含有 480 个氨基酸。靶抗原的功能尚不清楚。

[检测方法]

抗 Sp100 抗体临床常规检测方法为间接免疫荧光法。也可采用 ELISA、免疫印迹法和免疫沉淀法等。间接免疫荧光法筛查抗核抗体，抗 Sp100 抗体阳性荧光染色模型多表现为分裂间期细胞细胞核核浆 6 个以上（平均 10 个左右）大小不等且分散的圆点状荧光染色，有丝分裂期细胞浓缩的染色体区为阴性。

[参考范围]

正常人为阴性。

[临床诊断价值]

抗 Sp100 抗体是原发性胆汁性胆管炎（PBC）的特异性抗体之一，在 PBC 患者中的阳性率为 10%～30%，其他肝病患者均为阴性。可见于部分抗线粒体抗体（AMA）阴性的患者。该抗体亦少见于其他自身免疫病患者，如 SSc（7%）、SLE（2%）、MCTD 及重叠综合征等，但阳性率低，且阳性患者，多与 PBC 密切相关。抗 SP100 抗体阳性的 PBC 患者常出现于肝损之前，提示患者预后较差，胆红素升高时病情进展快。

（九）抗核包膜蛋白抗体

采用间接免疫荧光法筛查抗核抗体时，在自身免疫性肝病患者中常可出现核膜型荧光染色模型，其对应的特异性靶抗原是位于核包膜结构上的蛋白。对自身免疫性肝病的诊断具有重要临床价值的抗核包膜蛋白抗体主要有：抗板层素抗体、抗核板层 B 受体（LBR）抗体、抗板层相关多肽（LAPs）抗体、抗 gp210 抗体和抗 p62 抗体。

[检测方法]

抗核包膜蛋白抗体临床常规检测方法为间接免疫荧光法。也可采用 ELISA、免疫印迹法和免疫沉淀法等。间接免疫荧光法筛查抗核抗体，抗 Sp100 抗体阳性荧光染色模型多表现为分裂间期细胞核膜纤细、明亮的荧光染色，两个细胞核接触间的核膜更为明显，有丝分裂期细胞浓缩的染色体区呈阴性。间接免疫荧光法难以鉴别特异性靶抗原。

[参考范围]

正常人为阴性。

[临床诊断价值]

（1）抗板层素抗体又称抗核纤层抗体，其靶抗原分为抗板层素 A 抗体、抗板层素

B 抗体和抗板层素 C 抗体三种。抗板层素 B 抗体多见于合并抗磷脂抗体综合征的 SLE 患者中，阳性率为 6% ~ 12%。抗板层素 A 抗体和抗板层素 C 抗体，可见于 PBC（6% ~ 8%）、自身免疫性肝炎（AIH）（9% ~ 23%）等自身免疫性肝病患者中，并与疾病活动性密切相关。抗板层素抗体也偶见于类风湿关节炎、干燥综合征、硬皮病、血管炎和雷诺现象等患者中。

（2）抗 gp210 抗体的靶抗原为位于核孔复合物上的 210kD 跨膜糖蛋白。该自身抗体被一致认为是 PBC 的高度特异性抗体，其诊断 PBC 的特异性可高达 96% ~ 99%，其在 PBC 中的阳性率为 10% ~ 41%。抗 gp210 抗体对于抗线粒体抗体（AMA）阴性的 PBC 患者的诊断具有重要价值，可见于 20% ~ 47% 的 AMA 阴性的 PBC 患者。抗 gp210 抗体阳性提示患者预后不良，可能快速进展为肝硬化，抗 gp210 抗体可作为 PBC 患者的预后指标。抗 gp210 抗体持续高滴度阳性的患者的生存率明显低于经治疗后抗 gp210 抗体转阴的患者和抗 gp210 抗体阴性的患者。

（3）抗 p62 抗体又称抗核孔蛋白 p62 抗体，其靶抗原为位于核孔复合物上的 62kD 跨膜蛋白。抗 p62 抗体是 PBC 另一高特异性抗体，在其他肝病或自身免疫性疾病中未检出，阳性率为 23% ~ 32%。抗 gp210 抗体和抗 p62 抗体倾向于相互独立，一般不同时阳性。抗 p62 抗体可能与 PBC 患者的病情进展有关。

（4）抗核板层 B 受体（LBR）抗体的靶抗原为一种可连结核板层 B 的由 60 个氨基酸组成的核内膜多肽蛋白。抗 LBR 抗体为 PBC 的高特异性抗体，仅见于 PBC 患者中，但阳性率较低，仅为 1% ~ 3%。抗 LBR 抗体临床意义现还不清楚。

（5）抗板层相关多肽抗体的靶抗原是核内膜的独特蛋白，在 PBC 中的阳性率约为 2%，也可见于 SLE、干燥综合征和多关节炎中，但阳性率较低。

（十）抗 RNA 多聚酶抗体

抗 RNA 多聚酶抗体的靶抗原为真核生物的 RNA 多聚酶，包括三组合成酶（Ⅰ、Ⅱ、Ⅲ），两个高分子多肽以及多个蛋白亚单位。RNA 多聚酶Ⅰ位于核仁，可合成 rRNA，主要抗原决定簇为 190kD 和 126kD 两个最大蛋白亚单位。RNA 多聚酶Ⅲ位于核浆，主要抗原决定簇为 155kD 和 138kD 两个大蛋白亚单位。RNA 多聚酶Ⅱ位于核仁，可合成 mRNA，主要抗原决定簇为 220kD 和 140kD 两个大蛋白亚单位。

［检测方法］

抗 RNA 多聚酶抗体检测主要应用放射免疫沉淀法和免疫印迹法。

［参考范围］

正常人为阴性。

［临床诊断价值］

抗 RNA 多聚酶Ⅰ抗体和抗 RNA 多聚酶Ⅲ抗体为系统性硬化症（SSc）的特异性抗体，阳性率为 5% ~ 33%，其阳性率存在种族差异。抗体阳性者常伴有严重的内脏受累，主要是肺脏和肾脏，预后不良。抗 RNA 多聚酶Ⅱ抗体在 SSc 中阳性率为 5% ~ 20%，此外还见于 SLE（9% ~ 14%）、MCTD 和重叠综合征等。有研究报道，抗 RNA 多聚酶Ⅲ抗体与 SSc 患者肿瘤风险增高相关。

（十一）抗原纤维蛋白抗体

抗原纤维蛋白抗体又称为抗 U3nRNP 抗体，其靶抗原为核仁中的原纤维蛋白，是一种位于核仁密集原纤维丝蛋白结构上的与 U3RNA 结合的 34kD 的碱性基质蛋白，是参与核糖体 RNP 前体成熟过程的核糖核蛋白粒子 U3nRNP 的组成成分。

［检测方法］

抗原纤维蛋白抗体检测主要应用放射免疫沉淀法和免疫印迹法。

［参考范围］

正常人为阴性。

［临床诊断价值］

抗原纤维蛋白抗体为系统性硬化症（SSc）特异性抗体，阳性率为 5% ~ 10%。该抗体常常见于早期发病的 SSc 患者，与肌肉、肺脏、心脏和肾脏受累相关。

（十二）抗 NOR - 90 抗体

抗 NOR - 90 抗体的靶抗原是位于核仁区的一种 90kD 蛋白，与核仁形成中心有关。亦被称为人类上游结合因子（huBF），是 RNA 聚合酶 1 转录因子，可参与 rRNA 转录的调节。

［检测方法］

抗原纤维蛋白抗体检测主要应用放射免疫沉淀法和免疫印迹法。

［参考范围］

正常人为阴性。

［临床诊断价值］

抗 NOR - 90 抗体非常少见，可见于硬皮病患者，但阳性率很低。此外，该抗体还偶见于其他结缔组织病患者（如 SLE、类风湿关节炎和干燥综合征）、PBC 和肝癌患者等。

二、抗中性粒细胞胞浆抗体

抗中性粒细胞胞浆抗体（ANCA）是一种以中性粒细胞和单核细胞胞质成分为靶抗原的自身抗体。ANCA 最早采用间接免疫荧光技术（IIF）在坏死性新月体肾小球肾炎（NCGN）患者血清中发现；后来发现 ANCA 对肉芽肿性多血管炎（GPA）有高度特异性，抗体效价与疾病活动性相关。1988 年发现 ANCA 阳性荧光染色模型可分为两种：胞质型（cANCA）和核周型（pANCA）。非典型 ANCA（xANCA）是近来报道的一种特殊的荧光染色型。

髓过氧化物酶（MPO）为 pANCA 的主要靶抗原之一。MPO 约占中性粒细胞蛋白总量（细胞干重）的 5%，是分子量为 133 ~ 155kD，等电点为 110 的高阳离子糖蛋白。MPO 为细胞毒过程中产生毒性氧自由基的主要酶，可以催化过氧化氢（H_2O_2）和卤素（Cl^-）反应产生次氯酸，在中性粒细胞的氧爆炸或产生超氧阴离子的过程中发挥重要作用，并因此可作为抗生素杀死吞噬的微生物。此外，形成的次氧酸盐可灭活蛋白酶抑制剂，从而使水解酶从中性粒细胞中释放，活化中性粒细胞周围邻近的组织及外来物质。体内、体外的研究资料显示，MPO - ANCA 参与血管炎相关疾病的致病机制。

蛋白酶 3（PR3）为 cANCA 的主要靶抗原，占 cANCA 的 80% ~ 90%。PR3 是由 228 个氨基酸多肽构成的弱阳离子蛋白，是分子量为 29kD 的糖蛋白，等电点 pI 为 80

（79～94），属胰蛋白酶族中的丝氨酸蛋白酶，只在灵长类动物和人类中表达。PR3 的主要生理抑制因子为 α1 - 抗胰蛋白酶（α1 - AT），α1 - AT 通过与 PR3 不可逆结合形成复合物从肝脏被清除，从而抑制 PR3 的水解活性。但 PR3 - ANCA 与 PR3 结合可抑制 PR3 与 α1 - AT 形成复合物，PR3 - ANCA 与 PR3 复合物在炎症部位分解，PR3 发挥水解作用，致血管内皮损伤。因此，PR3 在血管炎的发病中可能起重要作用。

［检测方法］

检测 ANCA 的常用方法有间接免疫荧光法（IIF）、酶联免疫吸附法（ELISA 法）、免疫印迹法、化学发光法等。其中，IIF - ANCA 检测的是总 ANCA，没有抗原特异性，但是因其抗原涵盖面广，仍被推荐为最常用的 ANCA 筛查实验。

（1）间接免疫荧光法　是检测 ANCA 最早采用也是最经典的方法，应用酒精固定的白细胞制备的抗原底物片，主要表现为两种阳性荧光染色型：中性粒细胞呈胞质弥漫性分布均匀的颗粒样染色，并在核叶之间有重染者称为胞质型 ANCA（cANCA），其靶抗原主要是 PR3，其他包括杀菌/通透性增高蛋白（BPI）及某些未知的抗原等；中性粒细胞呈环绕细胞核周围的胞质亮染，表现为粒细胞细胞核核周的阳性荧光染色者则称为核周型 ANCA（pANCA），其靶抗原主要是 MPO，其他包括人白细胞弹性蛋白酶（HLE）、乳铁蛋白（LF）、组织蛋白酶 G（CG）、溶菌酶（LYS）、天青杀素（AZU）、α - 烯醇化酶、β - 葡萄糖醛酸酶、BPI 及某些未知的抗原等。此外，还有第 3 种荧光染色型——非典型 ANCA（xANCA），此型中性粒细胞胞质染色兼有 cANCA 和 pANCA 两种特性，其荧光染色胞质呈均匀的细小颗粒状，弥漫分布于胞质有时合并核周重染。部分除 MPO 外的 pANCA 靶抗原抗体及 BPI - ANCA，有时表现为 aANCA。因为 aANCA 不易与 pANCA 区分，并且主要靶抗原还不清楚，所以许多实验室仍将其列入 pANCA 之列，作为 pANCA 的一个亚型。

（2）酶联免疫吸附法　具有抗原特异性，通常用于检测抗 MPO 抗体和抗 PR3 抗体，将检测血清在预先包被有纯化的靶抗原（MPO、PR3）的孔中孵育，并通过酶结合的抗人免疫球蛋白抗体检测已与靶抗原结合的抗体，然后采用适当的酶底物显色。抗MPO 抗体和抗 PR3 抗体浓度与自身免疫性血管炎患者的疾病发展程度呈正相关，因此ELISA 定量实验对 ANCA 的检测也具有重要意义，联合使用 IIF 法及抗 MPO 抗体和抗PR3 抗体 ELISA 法检测 ANCA，可大大提高诊断的特异性。

［参考范围］

IIF 法：正常人为阴性；ELISA 法：正常人为阴性。

［临床诊断价值］

（1）cANCA 在临床上与肉芽肿性多血管炎密切相关。cANCA 诊断 GPA 的特异性大于 90%，外加 PR3 - ANCA 可超过 95%。PR3 - ANCA 对 GPA 的敏感性取决于疾病的活动性和病期阶段，在初发不活动的 GPA 中，阳性率只有 50%，而活动性典型的GPA，几乎 100% 阳性。虽然 cANCA/PR3 - ANCA 阳性在活动期 GPA 有很高的诊断价值，但相对 GPA 而言，仍然存在 25% 的假阳性机会。cANCA 在其他多种原发性血管炎中也可被检测到，如显微镜下多血管炎（MPA）、坏死性新月体肾小球肾炎（NCGN）、结节性多动脉炎（PAN）等。PR3 - ANCA 在临床上另一重要应用价值在于该抗体效价与病情活动一致，在 GPA 等原发性血管炎患者，常被作为判断疗效、估计复发的指标，从而指导临床治疗。

（2）pANCA 不如 cANCA 有诊断特异性，也可见于多种系统性血管炎，主要见于显微镜下多血管炎、坏死性新月体性肾小球肾炎、嗜酸性肉芽肿性多血管炎（EGPA）等；还可见于其他一些疾病，如结节性多动脉炎（PAN）、抗肾小球基底膜疾病（抗GBM 病）、GPA、SLE、RA、药物性狼疮（DIL）和 Felty 综合征等。主要检测 MPO - ANCA，虽然 MPO - ANCA 与原发性血管炎的关系不及 PR3 - ANCA 与 GPA 紧密，但每一个疑似血管炎或肾小球肾炎的患者，只要原因不明，就应检测 ANCA，MPO - ANCA 阳性强烈提示坏死性血管炎或特发性 NCGN。MPO - ANCA 一般在 10% ~15% 的 SLE 中存在，MPO - ANCA 阳性的 SLE 是否代表以血管炎为特征的独立病种有待进一步研究，但 SLE 中 ANCA 阳性可能与慢性炎症反应有关，如动脉炎、浆膜炎和 C - 反应蛋白增高等。MPO - ANCA 与 RA 的关节外损害及血管损害有相关性。MPO - ANCA 与病情活动相关，也可用于判断疗效、估计复发和指导疗效。MPO 阴性的 pANCA 阳性则多见于炎性肠病、I 型自身免疫性肝炎（AIH）、原发性硬化性胆管炎（PSC）及多种结缔组织病（RA、SLE 等），但靶抗原尚未明确。

（3）ANCA 和抗酿酒酵母细胞抗体联合检测可以鉴别溃疡性结肠炎（UC）和克罗恩病（CD），UC 中 pANCA 阳性率高达 60% ~86%，CD 只有 10% ~20%。

三、类风湿关节炎相关自身抗体谱

1. 类风湿因子

类风湿因子（RF）是由于细菌、病毒等感染因子，引起体内产生的以变性 IgG 的 Fc 片段为抗原的一种自身抗体。其抗免疫球蛋白类型可分为 IgG - RF、IgM - RF、IgA - RF 和 IgE - RF。其中的 IgM - RF 和 IgA - RF 易于检测，而 IgG - RF 难于测出，约有 50% 的 IgG - RF 被漏检，是"隐匿性类风湿因子"的原因之一。IgA - RF 及 IgM - RF 对 RA 诊断有较好的参考价值。RF 不仅与变性的 IgG 分子反应，也可同自身 IgG 或异体 IgG 分子反应，并且与其他抗原如核蛋白发生交叉反应。

［检测方法］

最早采用兔 IgG 致敏的羊红细胞测定 RF，即绵羊红细胞凝集法（SCAT），随后乳胶凝集试验广泛应用于测定 RF。目前临床最常用的定量方法有利用包被了人 IgG 的乳胶颗粒比浊法，或者用可溶性人聚集 IgG 的浊度分析法。ELISA 法和免疫比浊法初步应用于检测 IgM 和 IgA - RF，也用于检测 IgG - RF。但标准化仍不理想，易受 IgM - RF 的干扰产生 IgG - RF 假阳性。此外，在测定中也容易因 RF 被血清中 IgG 结合而出现 IgG - RF 假阴性。

［参考范围］

免疫比浊法：0 ~20IU/L；胶乳凝集法：＜1：20；ELISA 法：各实验室根据健康人群制定相应参考范围

［临床诊断价值］

（1）RF 在类风湿关节炎中阳性率为 80% 左右，是诊断 RA 的重要血清学标准之一，但不是唯一的标准，因 5% 的正常老年人 RF 可阳性，随年龄的增高，阳性率可增高，年龄超过 75 岁的老年人，RF 阳性率为 2% ~25% 不等。且在许多其他疾病中出现，如自身免疫性疾病：SLE、PSS、PM/DM 等；感染性疾病：细菌性心内膜炎、结核、麻风、传染性肝炎、血吸虫病等；非感染性疾病：弥漫性肺间质纤维化、肝硬化、慢活肝、结节病、巨球蛋白血症等。

（2）临床上 RF 常作为区分血清阴性脊柱关节病的标准。必须明确，部分 RA 患者测不出 IgM - RF，应进一步检测 IgG - RF 和 IgA - RF，这两种类型 RF 对 IgG 分子特异性强，而不易与其他非相关抗原反应。RF 滴度越高，对 RA 的诊断特异性越高。对 RF 阴性，且临床上高度疑似 RA 的患者，还可进行免疫复合物中 RF 的测定，即可将循环免疫复合物经酸化高浓度氯化钠，或高度稀释分离后测 RF，这称为隐性 RF，尤其在幼年型类风湿关节炎（JRA）患者中阳性率较高。

2. 抗核周因子抗体

核周因子存在于人颊黏膜上皮细胞胞浆内的角质透明颗粒中，是一种对 RA 特异的免疫球蛋白。抗核周因子（APF）是用颊黏膜细胞作为底物检测抗核抗体（ANA）时，偶然发现细胞核周围均质型 4～7μm 的荧光颗粒，称之为抗核周因子（APF）。进一步研究发现 APF 主要出现在 RA 患者血清中，而少见于 SLE 等非 RA 的风湿性疾病患者及正常人。APF 是一种 RA 特异性的免疫球蛋白，且以 IgG 型为主，在 RA 患者中的阳性率为 62.5%，对 RA 诊断的特异性高达 90% 以上。是早期诊断 RA 的有效指标之一。

［检测方法］

APF 以正常人脱落的颊黏膜上皮细胞为基质，采用间接免疫荧光法（IIF）检测。

［参考范围］

正常人为阴性。

［临床诊断价值］

APF 与 RA 的多关节痛、晨僵及 X 线骨破坏之间呈明显相关性，而与发病年龄、病程长短、性别和疾病亚型无关。APF 在 JRA 患者中的阳性率显著高于 SLE 和正常人，故对 JRA 有一定的诊断价值。APF 与类风湿因子（RF）无相关性，许多 RF 阴性的患者 APF 阳性，因而可弥补检测 RF 的不足。

3. 抗角蛋白抗体

角蛋白是一组不溶性的纤维蛋白，属于细胞骨架成分。抗角蛋白抗体（AKA）是 RA 患者血清中一种与大鼠食管角质层成分起反应的抗体，且发现该抗体对 RA 诊断有较高特异性。

［检测方法］

AKA 的检测方法目前主要采用间接免疫荧光法，以 Wistar 大鼠的食管中 1/3 段角质层为底物，用间接免疫荧光法检测，角质层有板层状或线状荧光沉积为阳性。

［参考范围］

正常人为阴性。

［临床诊断价值］

AKA 对早期 RA 的诊断特异性为 90%，敏感性为 32%。研究发现，AKA 不仅对于诊断 RA 的特异性很高，并与 RA 关节压痛数、晨僵时间和 CRP 有关。AKA 与 RF、抗 RA33/RA36 抗体、抗 Sa 抗体等无交叉反应及相关性，因此，该抗体的检测可以对 RF

阴性或抗 RA33/RA36 抗体阴性、抗 Sa 抗体阴性的患者提供另一个诊断指标。临床研究还表明，AKA 与疾病严重程度和活动性相关，在 RA 早期甚至临床症状出现之前即可出现，因此，它是 RA 早期诊断和判断预后的指标之一。

4. 抗环瓜氨酸肽抗体

抗环瓜氨酸肽抗体（anti – CCP）的靶抗原是一条由 19 个氨基酸残基组成的瓜氨酸肽链中的两个丝氨酸替换为半胱氨酸，形成与 β – 转角具有相似结构的二硫键，所合成的环瓜氨酸肽。

［检测方法］

采用合成的 CCP 为抗原，用 ELISA 法检测 RA 中的抗 CCP 抗体，敏感性和特异性均较用直线型瓜氨酸肽为抗原高。

［参考范围］

正常人为阴性。

［临床诊断价值］

抗 CCP 抗体的敏感性与 RF 相近（65% ~68%），特异性明显高于 RF（95%），约 35% 的 RF 阴性的 RA 患者血清中存在抗 CCP 抗体。并且抗 CCP 抗体可以更好地预测 RA 的疾病进展、关节的影像学改变和肾功能损害。近来抗 CCP 抗体已被纳入美国风湿病学会和欧洲抗风湿联盟修订的诊断 RA 的标准中，RA 疑似患者的血清抗 CCP 抗体和 RF 阳性可以更有助于 RA 的诊断。RA 高发人群中如果抗 CCP 抗体和 RF 均阳性或仅抗 CCP 抗体阳性，高度提示 RA。

5. 抗突变型瓜氨酸波形蛋白抗体

波形蛋白是一种重要的细胞骨架蛋白，主要表达于成纤维细胞、内皮细胞和白细胞等，在 RA 患者的滑液、滑膜细胞内也有发现。波形蛋白在凋亡的巨噬细胞内在肽酰精氨酸亚氨酶（PAD）作用下瓜氨酸化，精氨酸被修饰为瓜氨酸，这一过程改变了蛋白结构并增加了潜在的抗原决定簇（与 RA 相关的靶抗原：瓜氨酸）。波形蛋白在凋亡细胞内分解后成为核周的聚集物，因得不到及时清除而导致瓜氨酸波形蛋白的持续存在，进而促进了抗突变型瓜氨酸波形蛋白抗体（anti – MCV）的产生。Sa 抗原即是瓜氨酸波形蛋白，用 ELISA 法检测瓜氨酸化的牛髓磷脂碱蛋白（富含精氨酸），替代人瓜氨酸波形蛋白，发现与抗 Sa 抗体（免疫印迹法）的结果相一致。

［检测方法］

ELISA 法。

［参考范围］

正常人为阴性。

［临床诊断价值］

许多研究结果表明，在 RF 检测为阴性的患者体内可以检测到针对抗 MCV 抗体，可以弥补 RF 检测的不足之处。另外，抗 MCV 抗体与临床采用的疾病活动度得分（DAS – Score）有良好相关性。

6. 抗葡萄糖 –6 – 磷酸异构酶抗体

抗葡萄糖 –6 – 磷酸异构酶抗体（anti – GPI）是一种多功能蛋白，最早因非球形红细胞溶血性贫血而得到认识,是糖酵解和糖异生的重要酶类,它除了具有酶活性之外还有细胞因子及生长因子活性,可诱导髓样干细胞向单核细胞及 B 细胞向浆细胞的分化。在 T 细胞受体转基因的小鼠中,GPI 可同时作为 B 细胞和 T 细胞的自身抗原,抗 GPI 抗体被动免疫健康小鼠可诱导发生关节炎。在 RA 患者的血清和关节液中发现高浓度的 GPI 及其免疫复合物,通过共聚焦显微镜和免疫组化发现 RA 患者的肥大滑膜或滑膜绒毛的小动脉和毛细血管有高密度的 GPI 表达,可能是由血管内皮生长因子(VEGF)所引起。

[检测方法]

ELISA 法。

[参考范围]

正常人为阴性。

[临床诊断价值]

抗 GPI 抗体是近期发现的与 RA 相关的自身抗体,在 RA 中的阳性率为 64%。抗 GPI 抗体在 RA 病理过程中可能起重要作用,和 RA 关节肿胀及关节疼痛数正相关。

四、抗磷脂抗体谱

抗磷脂抗体(aPL)是一组能与多种含有磷脂结构的抗原物质发生反应的抗体,其中包括狼疮抗凝物(LA)、抗心磷脂抗体(aCL)、抗 β_2 - 糖蛋白 1 抗体(anti - β_2 - GP1)、抗磷脂酰丝氨酸抗体(aPS)、抗磷脂酸抗体和抗凝血酶原抗体等。aPL 在许多种疾病中可见,如抗磷脂综合征(APS)、系统性红斑狼疮(SLE)、干燥综合征、混合性结缔组织病、类风湿关节炎以及一些非风湿性疾病如药物诱发性疾病、感染和神经系统疾病。aPL 是 APS 的主要标志物,通过多年的研究证实,与临床上一些症状如血栓形成、血小板减少、习惯性流产等风险增加有关,众多学者将有上述临床表现同时合并有这类抗体者称为 APS。测定 LA 和通过酶标免疫分析法(EIA)检测 aCL 和抗 β_2 - GP1 抗体的三个亚型(IgG、IgM 和 IgA)对疑有 APS 患者的诊断具有高度敏感性。aPL 属 IgG 或 IgM 或 IgA,同一患者几种 Ig 类型的 aPL 可共存。

早期发现 SLE 患者梅毒血清试验阳性,但荧光法检测抗螺旋体抗体为阴性,人们将这种梅毒血清反应阳性,但没有梅毒的临床表现或流行病学特征的现象称为"梅毒血清反应生物学假阳性(BFP - STS)"。梅毒血清试验中所用抗原实质(先天性梅毒胎儿的肝脏提取物)是一种磷脂,并将其命名为心磷脂。随着 aCL 检测技术的广泛应用,人们发现许多患者出现 BFP - STS。慢性 BFP - STS 人群中,自身免疫性疾病的患病率很高,其中 SLE 尤为突出,高达 33% ~ 44%。1957 年发现 BFP - STS 阳性 SLE 患者血浆中存在 1 种特异的抗凝物质,使 APTT 或 KPTT 延长并不能被正常血浆纠正,后来将此物质命名为"狼疮抗凝物(LA)"。此后,又发现 LA 是一组异质性的特异性针对磷脂的自身抗体,由于梅毒血清试验所用试剂中含有心肌磷脂,故出现假阳性反应。进一步研究证实 LA 是一种免疫球蛋白,是抗前凝血酶活性复合物中磷脂的抗体。实际上 aCL 为一组抗各种磷脂的抗体,因此称为抗磷脂抗体(aPL)更为恰当。

总之,原发性 APS 和 SLE 等结缔组织病患者的呼吸系统疾病表现与抗磷脂抗体具有高度的相关性,其中以肺部栓塞和肺动脉高压最为常见,与 SLE 相关的继发性 APS

患者和原发性 APS 患者中肺动脉高压的发生率分别为 1.8% 和 3.5%。目前认为肺动脉高压的发生主要是由于反复的肺部栓塞引起的，aPL 是反复的血栓、栓塞发病中的一个重要因素，慢性栓塞性肺动脉高压患者中 aPL 的阳性检出率介于 10% ~20% 之间。高水平的 aPL 可能与结合在内皮细胞上的乙酰肝素相互作用，干扰抗凝血酶 Ⅲ 与乙酰肝素的结合，使其功能下降导致血栓发生。同时有证据显示在 aPL 存在时，肺栓塞后发生慢性栓塞性肺动脉高压的可能性有所增加。伴有肺动脉高压的 MCTD 和 SSc 患者中血清 IgG 型 aCL 明显高于无肺动脉高压者。在 MCTD 中 aCL 效价与平均肺动脉压具有明显的相关性。门静脉高压或肺静脉阻塞症（可导致肺动脉高压）偶尔也可合并 APS。APS 合并 PH 的患者死亡率明显增加。即使没有呼吸道症状，如呼吸困难或者胸痛，肺动脉高压或者肺栓塞在原发性或者继发性 APS 患者中也可能存在。有研究表明，β_2 - 糖蛋白抗体和抗心磷脂抗体的共同存在和 PAH 发生明显相关，高水平的抗体存在将导致高的肺动脉平均压，因此，aPL 的出现，对由于肺动脉血栓栓塞引起的肺动脉高压有一定致病意义。

1. 抗心磷脂抗体

抗磷脂抗体可与多种带负电荷的磷脂结合，心磷脂是其中最常见的一种抗原。aCL 的免疫学分型有 IgG、IgM 和 IgA 三类，可结合心磷脂和磷脂酰丝氨酸，而不是磷脂酰胆固醇。典型的 aCL 发现于自身免疫病患者，并依赖于某种血浆蛋白（以 β_2 - GPI 为主）的存在，但是不依赖于 β_2 - GP1 的 aCL 也已有报道。

心磷脂是位于线粒体内膜的带负电荷的磷脂。磷脂由一种磷酸组成，该磷酸的一侧经一种甘油衍生物脂化，另一侧经丝氨酸、胆碱、乙醇胺、肌醇或甘油脂化。甘油衍生物含有两个脂肪酸，可通过脂化磷酸形成一个磷脂酸。在心磷脂中，两个磷脂酸通过一个甘油分子连接。抗心磷脂抗体可能是一类密切相关的抗带负电的磷脂（如心磷脂、磷脂酰丝氨酸、磷脂酰肌醇）抗体的一个亚型。抗心磷脂抗体的一个亚群（约 75%）依赖一种血浆蛋白（β_2 - GP1）作为识别抗原的协同因子。这组抗体是识别 GP1 表位还是心磷脂表位，目前还不清楚。已知 GP1 只与带负电的磷脂反应，而不与中性的磷脂（如磷脂酰乙醇胺）反应。

［检测方法］

aCL 检测方法有放射免疫测定法、ELISA 法两种。ELISA 法采用溶于乙醇中的从牛心脏中分离提纯心磷脂作为抗原，吸附到包被有氮的聚氯乙烯板上，再加入标准的心磷脂氧化剂，4℃放置 12 小时，其结果根据国际参考标准的 IgG 磷脂单位（GPL）和 IgM 磷脂单位（MPL）来表示。

［参考范围］

用 100 个正常个体平均值的 95% 来计算出 GPL 和 MPL 分别为 21 和 8 时，标本的结果视为阳性。其批间差对于 GPL 和 MPL 来说都是 6.9%，批内差 GPL 为 5.2% 和 6.4%。

［临床诊断价值］

（1）aCL 是抑制性免疫球蛋白，使凝血时间延长，通过固相免疫分析可检测 aCL。传统 aCL 检测用含心磷脂的牛心脏作底物（也是 β_2 - GP1 的来源）。传统测定的 aCL

包括一组异质性抗体，具有两种不同的特性：$\beta_2 - GP1$ 依赖和 $\beta_2 - GP1$ 不依赖性。近来的研究结果表明，aPL 所针对的抗原可能不是磷脂而是与磷脂结合后暴露出新的抗原决定簇的 $\beta_2 - GP1$。与心磷脂直接结合不依赖 $\beta_2 - GP1$ 的 aCL 在梅毒和其他感染性疾病中常见，与 APS 无关，不具有形成血栓的致病作用，这些抗体的抗原是磷脂本身；APS 中起致病作用的 aPL 与 PL $- \beta_2 - GP1$ 复合物结合，$\beta_2 - GP1$ 依赖性 aCL 比传统 aCL 对 APS 诊断更特异。APS 患者的抗体与 CL $- \beta_2 - GP1$ 复合物或 PL 修饰的 $\beta_2 - GP1$ 产生的新抗原决定簇反应。但是在 APS 患者中检测不到单纯抗 $\beta_2 - GP1$ 的抗体，只有当 PL 存在或 $\beta_2 - GP1$ 被吸附到氧化的聚苯乙烯板后才能检测到抗 $\beta_2 - GP1$ 抗体，对 APS 有高度特异性。这些证据表明 aPL 抗体对 APS 特异的新抗原决定簇位于被心磷脂 PL 或氧化的聚苯乙烯人工修饰的 $\beta_2 - GP1$ 中。因此抗 $\beta_2 - GP1$ 抗体比 aCL 对 APS 诊断更特异。

aCL 在人群中的阳性率为 4.08%。在诊断为 APS 的患者中，aCL 的敏感度高达 97%，但特异性只有 75%。中等和高滴度的 aCL $-$ IgG 和 IgM 抗体是临床诊断 APS 的重要指标，目前认为，aCL 的 GPL 和 MPL >40 或 $>99\%$ 可信限时，可诊断为 APS 阳性。

（2）aCL 可有 IgA、IgG 或 IgM 亚型，诊断价值最高的是高浓度 IgG 抗体，但很多患者血清中可检出 IgA 和 IgM 型 aCL。另外，有证据表明高浓度的 aCL $-$ IgG 型抗体与血小板减少症高度相关，而高浓度的 aCL $-$ IgM 型抗体和溶血性贫血高度相关。

与 aCL 抗体相关的临床并发症统称为抗磷脂综合征：静脉和动脉血栓形成、血小板减少症、自发性流产、死胎和早产、中枢神经系统症状（包括头痛乃至大脑血栓形成等各种症状）、骨坏死的早期体征、肺动脉高压等。aCL 见于 50% 的 SLE 患者和 5% ~40% 的其他 CTD 患者。检出 aCL 的患者有发展为静脉和动脉血栓的危险（当存在高浓度的 aCL 时，发病风险约为 80%）。自发性流产、死胎和早产患者经常可检出抗心磷脂抗体，与是否存在自身免疫性疾病的症状无关。但 SLE 患者更易出现孕期并发症（达 77%），原因可能包括静脉血栓形成所致的子宫内梗死。心肌或大脑梗死后检出高浓度的 aCL 预示出现其他血管并发症的危险性增高，也是梗死后病情和预后监测的指标。

2. 抗 $\beta_2 -$ 糖蛋白 1 抗体

$\beta_2 -$ 糖蛋白 1（$\beta_2 - GP1$）是分子量为 50kD 的血浆蛋白，可与负电荷磷脂结合，$\beta_2 - GP1$ 的第五功能区是与磷脂的结合位点，与负电荷磷脂有较强的亲和力。该蛋白的功能可作为抗心磷脂抗体和磷脂结合的一种辅助因子。有许多研究表明 GP1 是抗磷脂抗体结合磷脂的主要靶抗原，尤其是这些抗体主要针对 GP1 $-$ 心磷脂复合物时，$\beta_2 - GP1$ 为 aCL 提供表位，同时 GP1 作为 LA 的辅助因子发挥作用。

［检测方法］

用纯化的人 $\beta_2 - GP1$ 吸附到聚氯乙烯板上，包被浓度为 10μg/ml。用两个强阳性病人的 IgG 和 IgM 同种型作为参考血浆，以 IgG 和 IgM 的单位来表示。

［参考范围］

用 100 个正常个体平均值的 95% 来计算出 IgG 和 IgM 的单位，分别为 15 和 10 时，标本的结果视为阳性。其批间差和批内差分别为：IgG 为 8% 和 12%，IgM 为 13% 和 17%。

［临床诊断价值］

（1）针对 GP1 和凝血酶原的自身抗体是 LA 活性的两大主要成分，其活性主要依靠 β_2 – GP1 或凝血酶原的存在，这些磷脂结合蛋白在 APS 血栓形成的病理生理中起着决定性作用。β_2 – GP1 可抑制磷脂依赖性的凝血反应，具有天然的抗凝活性，其与负电荷磷脂的结合，在生理学上起着对凝血链锁的调节作用。分析表明抗 β_2 – GP1 抗体与中风有强烈的相关性，其次是血小板减少、APTT 延长、深静脉血栓形成和流产等。也有研究表明，抗 β_2 – GP1 抗体和动脉血栓的相关性要大于静脉血栓。

（2）在 APS 患者中，IgG 和（或）IgM 型抗 β_2 – GP1 抗体的阳性率为 30% ~60%，但在一些无症状的人群中也可出现该自身抗体。抗 β_2 – GP1 抗体的浓度与静脉血栓史具有明显的相关性，其中 IgM 型抗体与动脉血栓具有很好的相关性，而 APS 相关流产与抗 β_2 – GP1 抗体浓度之间没有明显的相关性。抗 β_2 – GP1 抗体只出现在自身免疫性疾病中，而抗心磷脂抗体在 APS 和某些感染性疾病中均可出现（如梅毒、疏螺旋体病、AIDS、肝炎和结核病等）。抗 β_2 – GP1 抗体可作为自身免疫性血栓形成血清学标志，检测该抗体有助于区分自身免疫性和感染性的血栓。SLE 患者中血栓的严重程度与抗 β_2 – GP1 抗体的滴度具有很好的相关性。抗 β_2 – GP1 抗体常与抗心磷脂抗体一起出现，抗体滴度亦具有很好的相关性。抗 β_2 – GP1 抗体对 APS 的特异性为 98%，而抗心磷脂抗体的特异性仅为 75%；相反，抗 β_2 – GP1 抗体对 APS 的敏感性仅为 54%，明显低于敏感性为 97% 的抗心磷脂抗体。

3. 狼疮抗凝物

狼疮抗凝物（LA）是可在体内自然产生或因自身免疫而产生的异质性免疫球蛋白，它可与 β_2 – GP1、凝血酶原或其他带负电荷的磷脂结合而使磷脂依赖性的凝血时间延长。LA 参与凝血过程的调节，但是却不影响因子的活性。LA 的免疫学分型有 IgG、IgM 或 IgG/IgM 型抗体，这些抗体并非直接作用于磷脂，而是作用于血浆中与磷脂具有高度亲合性的血浆蛋白。这些蛋白与抗体结合后其与磷脂结合的能力迅速提高，从而与凝血因子竞争性结合磷脂表面而发挥抗凝的作用，其最常见的靶抗原是 β_2 – GP1 和凝血酶原。

［检测方法］

国际血栓与止血学会（ISTH）的抗磷脂抗体/狼疮抗凝物分会提出的诊断标准为：①1 个月或更长时间的磷脂依赖性凝血时间延长，即超过了参考值上限。②能证明此种时间延长是由于标本内含有抑制物；而不是由于凝血因子缺乏。③证明此抑制物可抑制负电荷性磷脂蛋白复合物，而不是某一凝血因子。

检测 LA 不能只靠一种试验，因为没有一项试验具有检测所有 LA 足够的敏感性或特异性。应在凝血筛查试验和确正试验的基础上再加上混合性研究，以除外凝血因子缺乏或存在凝血因子抑制剂，减少假阳性结果。

LA 的筛查试验应足够敏感，包括激活的部分凝血酶原时间（APTT）、稀释 APTT、稀释蝰蛇毒时间（dRVVT）、白陶土凝血时间（KCT）、太攀蛇毒凝血时间或硅土凝血时间。评价一个病人是否具有 LA，应至少选用其中的两种，其中一种应以需要低磷脂为基础（如 dRVVT 或 KCT）。如果应用了一个不敏感的试验方法，80% 的 LA 将会被漏掉；但如果选用了两种合适的方法，可检测出 ≥90% 的 LA。APTT 的敏感性依赖于所选用的试剂，但即使最新最敏感的 APTT 检测方法也不如 dRVVT 敏感。dRVVT 是以稀释的蝰蛇毒激活因子与稀释的磷脂一起用于检测。此法的特异性好，在临床上应用较多。所以如果疑有 LA 而 APTT 正常应进行更敏感的试验（如 dRVVT）来测定 LA。LA检测应采用乏血小板血浆，最大程度地减少在分析过程中磷脂凝结物前体激活或破坏血小板以及血小板残余物的影响。含肝素的血浆会有 LA 样作用，所以应尽量避免使用肝素抗凝管。

如果筛查试验异常，需进行混合性研究以排除凝血因子的缺乏。如果造成凝血时间延长的原因是凝血因子缺乏，那么将患者血浆与正常人血浆混合就会纠正凝血时间；而如果是由于凝血抑制因子造成的凝血时间延长就不会被纠正。在大多数情况下，1：1的比例就可鉴别出筛查试验时间延长的原因。KCT 需要混合 1 份病人血浆和 4 份正常人血浆；在轻度延长的 APTT 中，4 份患者血浆和 1 份正常血清就可检测出弱的 LA，敏感性更强一些。30% 的凝血抑制因子是时间依赖性的，在试验前需要将患者和正常血浆孵育 1~2 小时。

混合试验的结果解释应慎重，判定患者延长的凝血时间是否被纠正应遵循 3 个标准：①纠正试验结果应达正常参考值以内。②正常血浆加患者血浆纠正试验的凝血酶时间比正常血浆加非 LA（凝血因子缺乏）血浆的凝血时间要长（>均值的 2s）。③符合循环抗凝物（ICA）的计算公式：$ICA = \left[(CT_{mix} - CT_{npp})/CT_{患者}\right] \times 100$，式中，$CT_{mix}$为混合凝血时间，$CT_{npp}$为正常混合血浆凝血时间。ICA 值越大，提示越有可能存在抑制物。

如果被测血清不能被正常血浆纠正，应进一步进行 LA 的确正试验，即加入过量磷脂来纠正筛查试验中延长的凝血时间，如：兔脑提取物、六角相磷脂、定量磷脂泡、洗涤的活化血小板、冻融的血小板和冻干的血小板提取物等进行重复凝血实验。针对筛查试验应选择适合的确正试验，例如，如果 dRVVT 异常而 APTT 正常，确正试验就应在 dRVVT 试验的基础上而不是 APTT 加入磷脂。Ⅷ因子的抑制因子可引起确正试验假阳性。如果有疑问是凝血因子缺乏还是存在凝血抑制因子，可进一步测定凝血因子。APTT 和 PT 异常提示凝血因子缺乏。

［参考范围］

复合试验即筛查试验与确证试验合并，分别用低浓度和高浓度的磷脂各做一次APTT、dRVVT 或 KCT 试验。试验结果进行计算：（低浓度的时间 – 高浓度的时间）/低浓度的时间 ×100 或计算低浓度时间与高浓度时间的比值。

［临床诊断价值］

LA 是与血栓持续相关的唯一的危险因素，LA 阳性的 SLE 患者，当小血管受损时，凝血酶原片段和纤维蛋白肽 A（FPA）水平比 LA 阴性的 SLE 患照明显升高者和健康对。而凝血酶原片段是凝血酶原裂解出的一个片段，FPA 是在凝血酶作用下纤维蛋白原的裂解产物，因此，升高的凝血酶的产生可能是解释血栓形成趋向的原因。同时，LA 可通过与黏附分子、Fcγ 受体ⅡA（FcγRⅡA）及内皮素（ET）–1 等的相互作用，诱导黏附分子表达的上调，增加白介素（IL）–1β 的分泌；使 FcγRⅡA 为自身抗体诱导的血栓形成前状态的遗传易感性提供了发病机制的基础；增加的 ET–1 可使动、静脉血管张力增高、血管痉挛，最终导致动脉闭塞，增加了发生血栓的危险性，从而进一步引起肺动脉高压的发生。

4. 抗凝血酶原抗体

凝血酶原（PT）是狼疮抗凝物（LA）的共同作用因子。抗凝血酶原抗体和大部分自身免疫相关的 LA 相关。凝血酶原和 β_2 – 糖蛋白 1，都是抗磷脂抗体的主要靶抗原，抗 PT 抗体是抗磷脂抗体综合征的血清标记物之一。凝血酶原是一个 72kD 的维生素 K 依赖的糖蛋白。在生理状况下，凝血酶原通过促凝血酶复合物激活，一旦带负电荷的磷脂结合凝血酶原，促凝血酶即能催化凝血酶的生成，从而裂解纤维蛋白原为纤维蛋白发生凝血。

［检测方法］

抗 PT 抗体检测主要使用 ELISA 法。然而，抗 PT 抗体检测的金标准的 ELISA 试剂盒仍然难以获得，抗 PT 抗体主要通过自制的试剂盒检测，使得抗 PT 抗体检测的标准化任重道远。

［参考范围］

正常人为阴性。

［临床诊断价值］

抗 PT 抗体对 APS 的诊断相对特异。抗 PT 抗体检测的特异性约为 92%，敏感性约为 57%。同时，抗 PT 抗体也是 SLE 病人血栓风险的预测指标之一。在原发性抗磷脂综合征和继发性抗磷脂综合征中，抗 PT 抗体的阳性率在 13.9% 到 74% 之间。有学者建议可以将抗 PT 抗体纳入抗磷脂综合征诊断的实验室指标之一。

五、自身免疫性肝病相关自身抗体

自身免疫性肝病主要包括三种与自身免疫密切相关的，以肝、胆损伤为主的疾病：自身免疫性肝炎（AIH）、原发性胆汁性胆管炎（PBC）和原发性硬化性胆管炎（PSC）。AIH 是一种伴循环自身抗体和高免疫球蛋白血症，病因未明，呈慢性炎性坏死的肝脏疾病；PBC 是以自身免疫介导的肝内胆管损伤，以后呈肝纤维化，最终导致肝功能衰竭为特征的一类病因不明的自身免疫性肝脏疾病；PSC 是一种原因不明的慢性综合征，其特征是肝外和（或）肝内胆管弥漫性炎症、纤维化所引起的慢性胆汁淤积症。70% 左右的 PSC 患者合并有溃疡性结肠炎。自身免疫性肝病的诊断主要依靠病史、临床表现、体征和实验室检查结果。肝组织病理学检查认为是 AIH、PBC 诊断的"金标准"。自身免疫性肝病发病机制与免疫机能异常密切相关，自身抗体在发病机制中起重要作用。每种自身免疫性肝病都具有特征性自身抗体谱，自身抗体检测对自身免疫性肝病的诊断、分型及鉴别诊断具有重要意义。

1. 抗核抗体

ANA 是自身免疫性肝炎最常见的自身抗体之一，约有 75% 的 Ⅰ 型 AIH 患者 ANA 阳性，而且有 10% 的 AIH 患者，ANA 是其血清中唯一可检测到的自身抗体。但 ANA 并不具有诊断特异性，不仅可见于 AIH，也可见于多种结缔组织病。ANA 常与抗平滑肌抗体同时出现，两者同时出现的阳性率为 85% ~ 90%。AIH 患者中出现的 ANA，其免疫荧光的模式以均质型和斑点型为主，也可见核膜型、核点型、核仁型和混合型等，但免疫荧光的模式与临床没有关系。ANA 阳性是肝细胞损伤的标志，但 ANA 并不具有直接致病性，ANA 阳性患者其长期预后较好。AIH 患者 ANA 抗体效价（滴度）一般为

1：160 以上。

核膜型、核点型及着丝点型的 ANA 对于 PBC 具有重要的诊断及预后价值。具体请参见抗核抗体谱中的抗核抗体。

2. 抗平滑肌抗体

抗平滑肌抗体（SMA 或 ASMA）无器官及种属特异性，主要为 IgG 和 IgM 类型。高滴度的 SMA 对 I 型自身免疫性肝炎（狼疮样肝炎）有重要的诊断意义。SMA 的靶抗原种类丰富，主要为多种细胞骨架成分，可分为肌动蛋白和非肌动蛋白两大类。肌动蛋白可以单体及聚合体形式存在于微丝中。其中抗 F - 肌动蛋白（46kD）自身抗体与 AIH 关系密切，为 AIH 特异性自身抗体，而抗 G - 肌动蛋白自身抗体则与酒精性肝硬化有关。非肌动蛋白自身抗原与某些感染性疾病、系统性自身免疫性疾病等有关。

［检测方法］

SMA 的检测以啮齿类动物或灵长类动物的胃组织和肾组织的冰冻切片为抗原基质采用间接免疫荧光法检测。阳性血清在荧光显微镜下可呈现典型的胃壁黏膜肌层、肌膜层和中间纤维以及肾组织中小血管管壁、肾小球及肾小管基底膜着染的荧光染色特征。

［参考范围］

正常人为阴性。

［临床诊断价值］

SMA 可见于多种肝脏疾病及非肝脏疾病，无疾病诊断特异性。但 SMA 对 I 型 AIH 的诊断有重要意义，高滴度的 SMA（＞1：160）对 AIH 诊断敏感性相当高（至少 90%），高滴度的 SMA 还可见于 AIH 与 PBC 重叠综合征患者。以 F - 肌动蛋白为靶抗原的 SMA 为 AIH 特异性抗体中阳性率高达 97%。而低滴度的靶抗原为非肌动蛋白的 SMA（以 IgM 为主）可非特异性出现于某些感染性疾病、系统性自身免疫性疾病、炎症性肠病等多种疾病中。

3. 抗可溶性肝抗原/肝胰抗原抗体

抗可溶性肝抗原抗体（抗 SLA 抗体）在非自身免疫性肝病中不能检出，为 AIH 高度特异性自身抗体。可溶性肝抗原（SLA）可能是肝细胞胞浆溶质成分，不具有种属特异性和器官特异性。SLA 对胰蛋白酶、糜蛋白酶敏感，而对 DNA 酶、RNA 酶和神经氨酸酶抵抗。

［检测方法］

抗 SLA 抗体的检测常规采用 ELISA 法或免疫印迹法。

［参考范围］

正常人为阴性。

［临床诊断价值］

抗 SLA/LP 抗体为少数公认的 AIH 高度特异性自身抗体，在 AIH 所有相关自身抗体中最具有诊断价值。抗 SLA/LP 抗体在 AIH 中的阳性率为 10% ~ 30%，该抗体多出现在 ANA、SMA 和抗 LKM - 1 抗体阴性的 AIH 患者血清中。抗 SLA/LP 抗体阳性患者多为年轻女性，有高免疫球蛋白血症，是 III 型 AIH 的血清学标志，约 30% 的 III 型 AIH

仅该抗体阳性，临床上常用于 AIH 的诊断和鉴别诊断。

4. 抗肝 – 肾微粒体抗体

抗肝 – 肾微粒体抗体（抗 LKM 抗体）包括三种与微粒体酶细胞色素 P450 反应的亚型抗体：①抗肝 – 肾微粒体 1 型抗体（抗 LKM – 1 抗体），为 Ⅱ 型 AIH 标记抗体。在慢性丙型肝炎患者中约 2%～10% 可检测到抗 LKM – 1 抗体。②抗肝 – 肾微粒体 2 型抗体（抗 LKM – 2 抗体），仅见于应用药物替尼酸治疗后诱发的肝炎。③抗肝 – 肾微粒体 3 型抗体（抗 LKM – 3 抗体），主要见于丁型肝炎病毒（HDV）感染患者，也见于少数 Ⅱ 型 AIH 患者。

［检测方法］

抗 LKM 抗体的检测常规采用间接免疫荧光法、ELISA 法或免疫印迹法。间接免疫荧光法以啮齿类动物肾组织和肝脏组织的冰冻切片为抗原基质采用间接免疫荧光法检测。阳性血清在荧光显微镜下可呈现典型的肝细胞胞浆、近端肾小管上皮细胞胞浆着染而远端肾小管上皮细胞胞浆不着染的荧光染色特征。

［参考范围］

正常人为阴性。

［临床诊断价值］

抗 LKM – 1 抗体为 Ⅱ 型 AIH 血清特异性抗体，敏感性为 90%，在 AIH 中检出率较低（约 10% 左右）。慢性丙型肝炎患者中约 2%～10% 也可检测到抗 LKM – 1 抗体。AIH 中抗 LKM – 1 抗体阳性患者，较多具典型自身免疫现象，大多为青年女性，自身抗体滴度较高，血清免疫球蛋白显著增高，病情比较严重，对激素治疗反应好，欧美地区多见。

抗 LKM – 2 型抗体仅见于应用药物替尼酸治疗后诱发的肝炎患者。由于该药物已停用，故抗 LKM – 2 抗体已不存在。

抗 LKM – 3 抗体见于 10%～15% 慢性丁型肝炎患者，大约有 10% 的 Ⅱ 型 AIH 患者既有抗 LKM – 1 抗体，也有抗 LKM – 3 抗体。抗 LKM – 3 抗体在 Ⅱ 型 AIH 患者中滴度较高，而在丁型肝炎患者中滴度较低。

5. 抗肝细胞胞浆抗原 1 型抗体

抗肝细胞胞浆抗原 1 型抗体（抗 LC1 抗体）被认为是 Ⅱ 型 AIH 的另一个标记抗体。检测抗 LC1 抗体对 AIH 诊断、分型具有重要意义。

［检测方法］

抗 LC1 抗体的检测常规采用间接免疫荧光法、ELISA 法或免疫印迹法。间接免疫荧光法以啮齿类动物肝脏组织的冰冻切片为抗原基质采用间接免疫荧光法检测。阳性血清在荧光显微镜下可呈现典型的从中央静脉区至汇管区荧光强度依次递减的荧光染色特征。

［参考范围］

正常人为阴性。

［临床诊断价值］

抗 LC1 抗体为 Ⅱ 型 AIH 的血清特异性抗体，阳性率为 56%～72%。在临床上，抗

LC1 抗体多见于年龄小于 20 岁的年轻 AIH 患者，而少见于年龄大于 40 岁的 AIH 患者。抗 LC1 抗体常与抗 LKM - 1 抗体同时存在，抗 LC1 抗体阳性的患者中，32%～67% 可检测出于抗 LKM - 1 抗体；抗 LKM - 1 抗体阳性的患者中，25%～50% 可检测出于抗 LC1 抗体。因此抗 LC1 抗体与抗 LKM - 1 抗体有密切的关系。HCV 感染与 LC1 不相关，抗 HCV 与抗 LC1 抗体没有交叉反应，因此抗 LC1 抗体对 AIH 的特异性要优与抗 LKM - 1 抗体。抗 LC1 抗体与 II 型 AIH 的疾病活动性具有相关性，为 AIH 的疾病活动标志及预后指标。

6. 抗线粒体抗体

抗线粒体抗体（AMA）是一种以线粒体为靶抗原、无种属和器官特异性的自身抗体，PBC 患者中的 AMA 阳性率可高达 95%，此项检测已成为 PBC 诊断的重要实验室指标。根据在线粒体膜上存在的能与 AMA 反应 9 种线粒体自身抗原，将 AMA 分为 9 种亚型（AMA M1～M9），不同的亚型其临床意义存在差异，其中与 PBC 最相关的是 M2 亚型抗体。应用生化方法从线粒体内膜中提取的被称为 M2 的线粒体成分，由 5 种抗原决定簇组成，其主要成分为 PDC - E2，还包括 PDC - E3BP、BCOADC - E2、PDC - E1α 及 PDC - E1β 等成分。除 M2 抗原外，在线粒体外膜还含有 M4、M8 和 M9 等抗原亦与 PBC 密切相关。AMA 亚型抗体检测极大提高了 AMA 对 PBC 诊断的敏感性和特异性。

［检测方法］

AMA 的检测常规采用间接免疫荧光法、ELISA 法、化学发光法、免疫微珠法或免疫印迹法。间接免疫荧光法以啮齿类动物肾脏组织的冰冻切片为抗原基质采用间接免疫荧光法检测。阳性血清在荧光显微镜下可呈现典型的肾小管上皮细胞胞浆中的颗粒荧光的荧光染色特征。AMA M2 亚型通常以 PDC - E2、PDC - E3BP 和 BCOADC - E2 抗原成分包被，采用 ELISA 法、化学发光法、免疫微珠法或免疫印迹法检测。

［参考范围］

正常人为阴性。

［临床诊断价值］

AMA 为一组可同线粒体内膜或外膜上多种酶复合物成分相结合的自身抗体的总称。虽然应用传统的 IIF 发检测 PBC 患者血清中的 AMA，敏感性可达 90% 以上，但 AMA 也可出现于某些感染性疾病、结缔组织病及药物诱导性疾病患者中。以线粒体内膜上的 2 - 酮酸脱氢酶复合物为靶抗原的 AMA M2 亚型抗体，是 PBC 患者的高度特异性自身抗体，敏感性为 95%～98%，特异性达 97%。

第二章　系统性红斑狼疮

系统性红斑狼疮（SLE）是一种常见的自身免疫性疾病，以多系统受累及血清中出现多种自身抗体为特点。以育龄女性多见，儿童和老人也可发病。其基本病理改变是免疫复合物介导的血管炎。遗传、感染、环境、性激素、药物等综合因素所致的免疫紊乱导致了该病的发生。

【诊断标准】

（一）临床表现

（1）多数起病隐匿，临床表现复杂多样，病情迁延反复。

（2）可出现发热和乏力等全身症状。

（3）蝶形红斑和盘状红斑是 SLE 特征性的皮疹，其他皮肤损害还包括手足掌面和甲周红斑、冻疮样皮疹、脂膜炎、网状青斑以及光过敏、脱发、雷诺现象等。

（4）关节肌肉　多为对称性多关节炎，骨质破坏少见。可出现肌痛和肌无力，少数可有肌酶谱的升高。

（5）肾脏是 SLE 主要的受累器官，肾脏损害又称狼疮肾炎（LN），表现为蛋白尿、血尿、管型尿，乃至肾功能衰竭。LN 的病理分型对于评价预后和指导治疗有积极的意义。

（6）神经精神狼疮（NP－SLE）　以中枢神经系统受累多见，也可以影响周围神经系统。诊断 NP－SLE 应首先排除感染、药物、代谢性疾病等继发因素。

（7）血液系统　三系均可受累，表现为贫血、白细胞减少、血小板减少。贫血的原因可以是慢性病贫血、自身免疫性溶血或肾性贫血。

（8）SLE 可以累及胸膜、肺实质、肺间质及肺血管，表现为胸腔积液、肺炎、肺间质病变、肺高压等，还可出现肺萎缩综合征，表现为肺容积减少、膈肌上抬、盘状肺不张和呼吸肌功能障碍。

（9）心包、心肌、心脏传导系统、瓣膜及冠状动脉等均可受累。SLE 引起的疣状心内膜炎又叫 Libman－Sack 心内膜炎，常见于二尖瓣后叶的心室侧，并不引起心脏杂音。

（10）胃肠道受累　表现为恶心、呕吐、腹痛、腹泻、便秘等症状；也可以引起肠系膜血管炎，出现急腹症类似表现；SLE 还可以影响肝脏和胰腺。

（11）眼部表现　包括结膜炎、葡萄膜炎、眼底改变和视神经病变等，还可以继发干燥综合征，出现口干、眼干症状。

（二）临床分型

1. 轻型 SLE

SLE 诊断明确或高度怀疑，病情稳定，受累的靶器官功能正常或稳定。

2. 重型 SLE

重要脏器受累并影响其功能。

3. 狼疮危象

危及生命的急重型 SLE。

还可以根据 SLEDAI 评分来评价患者的疾病活动度。

（三）实验室检查

1. 常规检查

血常规中出现一系或多系减少，SLE 引起的白细胞下降多以淋巴细胞为主；尿蛋白、红细胞、白细胞以及管型尿都是临床肾脏损害的指标；炎性指标中红细胞沉降率在活动期增高，但 C - 反应蛋白通常不高，合并感染者可增高；NP - SLE 的脑脊液并无特征性表现，可出现脑脊液压力升高、白细胞增多以及蛋白增多等。

2. 免疫学检查

SLE 可以出现高 γ 球蛋白血症；血清补体 C3、C4 水平降低，与疾病活动有关；自身抗体的检测在 SLE 诊断中具有重要的意义，抗核抗体（ANA）99% 阳性，其效价与疾病活动度多不相关；抗双链 DNA（dsDNA）抗体具有诊断特异性，其效价随病情缓解而下降；抗 Sm 抗体为 SLE 标记性抗体，阳性率 20% ~ 30%，与病情活动性无关。其他抗体包括抗 RNP 抗体、抗 SSA 抗体、抗 SSB 抗体和类风湿因子在 SLE 患者中常见，但是特异性较低，可见于其他自身免疫性疾病中；此外，抗磷脂抗体、抗红细胞抗体、抗血小板抗体、抗神经元抗体与相应症状相关。

（四）病理学检查

国际肾脏病学会、肾脏病理学会（ISN/RPS）将 LN 分为以下病理类型：Ⅰ型轻微系膜性 LN、Ⅱ型系膜增殖性 LN、Ⅲ型局灶增殖性 LN、Ⅳ型弥漫增殖性 LN、Ⅴ型膜性 LN、Ⅵ型硬化性 LN。

（五）诊断标准

目前普遍采用美国风湿病学会 1997 年修订的 SLE 分类标准，其中的 11 项中符合 4 项或 4 项以上者可以诊断 SLE（表 2 - 1）。

表 2 - 1　SLE 分类标准（美国风湿病学会 1997 年修订）

标准	定义
1. 颊部红斑	固定红斑，扁平或隆起，在两颧突出部位
2. 盘状红斑	片状隆起于皮肤的红斑，黏附有角质脱屑和毛囊栓；陈旧病变可发生萎缩性瘢痕
3. 光过敏	对日光有明显反应，引起皮疹，从病史中得知或医生观察到
4. 口腔溃疡	经医生观察到的口腔或鼻咽部溃疡
5. 关节炎	非侵蚀性关节炎，累及 2 个或更多的外周关节，有压痛、肿胀或积液
6. 浆膜炎	胸膜炎或心包炎
7. 肾脏病变	尿蛋白 >0.5g/24h 或 + + +，或管型（红细胞、血红蛋白、颗粒或混合管型）
8. 神经病变	癫痫发作或精神病，除外药物或已知的代谢紊乱
9. 血液学疾病	溶血性贫血，或白细胞减少，或淋巴细胞减少，或血小板减少
10. 免疫学异常	抗 dsDNA 抗体阳性，或抗 Sm 抗体阳性，或抗磷脂抗体阳性（包括抗心磷脂抗体或狼疮抗凝物阳性，或至少持续 6 个月的梅毒血清试验假阳性的三者中具备一项阳性）
11. 抗核抗体	在任何时候和未用药物诱发"药物性狼疮"的情况下，ANA 滴度异常

2019 年欧洲抗风湿病联盟（EULAR）和美国风湿病学会（ACR）联合发布了 SLE 新的诊断分类标准。在验证队列研究中，新标准的敏感性为 96.1%，特异性为 93.4%。

```
┌─────────────────────────────────────────────────────────────┐
│                          准入标准                             │
│        ANA 滴度≥1∶80（HEp-2 细胞方法或等效价阳性结果）         │
└─────────────────────────────────────────────────────────────┘
                              ↓
┌─────────────────────────────────────────────────────────────┐
│              如果不符合，不考虑 SLE 的分类诊断                 │
│              如果符合，进一步评估附加标准                      │
└─────────────────────────────────────────────────────────────┘
                              ↓
┌─────────────────────────────────────────────────────────────┐
│                          附加标准                             │
│     如果计分项目可以用其他比 SLE 更符合的疾病及时，则该项目不计分 │
│             计分项目在病程中出现一次即可                       │
│    SLE 的诊断分类至少需要包括 1 条临床分类标准和总计分≥10 分    │
│             所有的计分项目不需同时出现                         │
│          在每个计分项中，仅权重最高计分被纳入总分计算          │
└─────────────────────────────────────────────────────────────┘
                              ↓
```

临床标准	权重	免疫学标准	权重
全身状况		**抗磷脂抗体**	
发热 >38.3℃	2	抗心磷脂抗体或抗 β_2-GP1 抗体或狼疮抗凝物阳性	2
血液系统		**补体**	
白细胞减少 <4×10^9/L	3	低 C3 或低 C4	3
血小板减少 <100×10^9/L	4	低 C3 和低 C4	4
溶血性贫血	4		
神经精神系统		**狼疮特异性抗体**	
谵妄	2	抗 dsDNA 抗体或 抗 Sm 抗体	6
精神异常	3		
癫痫	5		
皮肤黏膜			
非瘢痕性脱发	2		
口腔溃疡	2		
亚急性皮肤狼疮或盘状狼疮	4		
急性皮肤狼疮	6		
浆膜腔			
胸腔积液或心包积液	5		
急性心包炎	6		
骨骼肌肉			
关节受累	6		
肾脏			
蛋白尿 >0.5g/24h	4		
病理 Ⅱ/Ⅴ 型狼疮肾炎	8		
病理 Ⅲ/Ⅳ 型狼疮肾炎	10		

【治疗原则】

（一）患者宣教

鼓励患者要有战胜疾病的信心，做好长期治疗的准备。防日晒和紫外线照射，不要随意用药，生育期女性应避免妊娠，避孕药宜选用只含孕激素或雌激素低的药物，最好使用避孕工具，如需妊娠一定要在疾病完全缓解后并经专科医师允许。

（二）药物治疗

药物治疗是治疗 SLE 最重要的方法，主要药物有五大类。

1. 非甾体抗炎药

对发热及关节痛有效，应注意消化性溃疡、出血、肝肾功能损害的副作用。

2. 抗疟药

常用于控制皮疹、关节炎和减轻光过敏反应，是 SLE 治疗的基础用药，配合激素使用可提高疗效并减少激素用量，并可以预防疾病复发。常用硫酸羟氯喹 0.2 ~ 0.4g/d，分 2 次服用。副作用主要是过敏反应及视网膜病变，应每 6 ~ 12 个月检查眼底。

3. 糖皮质激素

是中重度 SLE 的首选药物，根据病情不同剂量不同，一般采用泼尼松 0.5 ~ 1mg/（kg·d），用药 4 ~ 6 周或疾病活动控制后 10 ~ 15 天开始逐步减量，至 5 ~ 15mg/d 维持。对于重症患者，一般剂量激素效果不佳者，特别是狼疮危象的患者，可采用甲泼尼龙 1.0g/d 冲击治疗，连续 3 天，必要时可重复使用，停止冲击后应恢复常规药量，切勿不分病情变化长期大量使用激素或者减量速度过快导致 SLE 复发。激素可能产生的副作用包括：库欣综合征、继发感染、高血压、高血糖、电解质紊乱、精神异常、胃肠道出血，长期使用易导致骨质疏松及股骨头无菌性坏死等。

4. 免疫抑制剂

对重症 SLE，特别是重要器官受累的患者应与激素联合应用，以提高疗效，帮助激素减量。

（1）环磷酰胺　适用于狼疮肾炎、神经精神狼疮及严重的血管炎等。具体用法为 2mg/（kg·d），国内常用 100mg/d 口服或 200mg 静脉注射，隔日 1 次或 400mg 静脉注射，每周 1 次；也可采用环磷酰胺冲击疗法，0.5 ~ 1.0g/m² 体表面积静脉滴入，每 3 ~ 4 周 1 次，持续 6 ~ 12 个月，病情缓解后改为 3 个月 1 次。环磷酰胺的副作用主要是骨髓抑制、胃肠道反应、肝功能损害、脱发、性腺抑制、出血性膀胱炎，此外还可增加恶性肿瘤的发生率。

（2）硫唑嘌呤　有助于控制 SLE 的活动性。用法 1.5 ~ 2.5mg/（kg·d），常用剂量为 100mg/d。除无出血性膀胱炎外，副作用与环磷酰胺类似。

（3）甲氨蝶呤　主要用于关节炎、肌炎、浆膜炎和皮肤损害为主的 SLE。剂量 10 ~ 15mg，每周 1 次。副作用包括胃肠道反应、口腔溃疡、肝功能损害及骨髓抑制等。应用甲氨蝶呤的第二天可加用 5 ~ 10mg 叶酸，以减轻副作用。

（4）霉酚酸酯　对有明显血管炎表现的狼疮肾炎有效，可以有效地控制Ⅳ型狼疮肾炎活动。用量为 1.5 ~ 2g/d，分 2 次口服。该药的副作用相对较少，尤其在骨髓抑制、性腺抑制、肝肾毒性方面较环磷酰胺有一定的优势，一些患者可以出现胃肠道反应。

（5）环孢素　是治疗狼疮肾炎的二线用药，适用于上述药物无效的患者。每日剂量 3～5mg/kg，分 2 次口服。环孢素的优点是无骨髓抑制作用，但是可以导致高血压、血肌酐升高，长期使用会出现震颤、多毛和齿龈增生，用药期间需要密切监测。

（6）来氟米特　有助于 LN 的治疗。剂量为 10～30mg/d。不良反应包括感染、胃肠道不适、高血压等。

5. 生物制剂

单克隆抗体（如抗 CD20 抗体、抗 CD22 抗体、抗 CTLA－4 抗体和抗 BLyS 抗体等）在 Ⅱ、Ⅲ 期 SLE 临床试验中显示了出一定的治疗前景。其中，抗 BLyS 单抗获批成为首个用于治疗系统性红斑狼疮治疗的生物制剂，适用于在常规治疗基础上仍有高疾病活动（如抗 dsDNA 阳性，低补体，SELENA－SLEDAI 评分 ≥ 8 分）的 SLE 成年患者。

（三）非药物治疗

1. 血浆置换

可以清除血循环中的自身抗体和免疫复合物，减轻病情并争取治疗时间，但此法非常规治疗，仅为短期应急过渡措施。

2. 造血干细胞移植

近年来采用造血干细胞移植治疗重症 SLE 取得了一定的疗效，但费用昂贵，远期疗效及如何选择干细胞供体方案有待进一步实验研究和大量临床实践来验证。

（四）狼疮危象

治疗目的在于挽救生命、保护受累脏器、防止后遗症。

1. 急进性肾小球肾炎

（1）为判断肾损害的急慢性程度，明确病理类型，应做肾脏病理检查。对明显活动、非不可逆性病变为主的患者，应积极使用大剂量激素治疗，必要时给予冲击治疗。同时应用环磷酰胺冲击治疗。

（2）如环磷酰胺疗效不佳可改用霉酚酸酯或环孢素，或两种以上免疫抑制剂合用。

（3）对于肾功能不全的患者免疫抑制剂应减量应用，避免药物过量。根据病情选择透析或肾移植治疗。

2. 弥漫性神经精神狼疮

（1）诊断必须排除中枢神经系统感染，一旦诊断明确，无禁忌证的情况下应采用激素冲击治疗；还可给予地塞米松 10mg 鞘内注射，每周 1 次，共 2～3 次。

（2）在控制 SLE 药物的基础上强调对症治疗，必要时加用抗癫痫药物。

（3）对于抗心磷脂抗体相关的神经精神狼疮应加用抗凝剂及抗血小板药物治疗。

3. 重症血小板减少性紫癜

（1）血小板 $< 20 \times 10^9$/L，有自发出血倾向，常规激素治疗无效，应就加大激素用量至 2mg/（kg·d）或冲击治疗。

（2）还可应用长春新碱 1～2mg，每周 1 次静脉注射，共 2～4 次。

（3）静脉大剂量应用人免疫球蛋白（IVIG）对重症血小板减少性紫癜有效，0.4g/（kg·d）静脉滴注，连续 3~5 天为 1 个疗程。IVIG 还具有非特异性抗感染作用。

（4）内科治疗无效可行脾脏切除术。

4. 弥漫性出血性肺泡炎

（1）支气管镜有助于明确诊断，常同时伴有大量蛋白尿，预后极差。

（2）治疗包括氧疗、必要时机械通气、控制感染及支持治疗，可试用激素冲击治疗、IVIG 和血浆置换。

5. 严重的肠系膜血管炎

（1）常需 2mg/（kg·d）以上的激素才能控制病情。

（2）应加强肠外营养支持，一旦发生肠坏死、穿孔、中毒性肠麻痹应及时手术治疗。

（五）妊娠

1. SLE 患者可以妊娠的条件包括：病情稳定至少 1 年，仅应用小量激素（泼尼松 ≤10mg/d）、停用细胞毒药物（环磷酰胺、甲氨蝶呤、霉酚酸酯停用半年，来氟米特停用 2 年）。

2. 妊娠后激素仅能使用泼尼松或泼尼松龙。如妊娠 3 个月内病情明显活动，应终止妊娠。妊娠 3 个月后疾病活动时可加大剂量。

3. 羟氯喹无明显致畸作用，在病情需要的情况下可维持应用以稳定病情，避免复发。

4. 习惯性流产病史和抗磷脂抗体阳性的孕妇应在发现妊娠后及时开始抗凝治疗，或联合抗血小板治疗。

第三章 干燥综合征

干燥综合征（SS）是一个主要累及外分泌腺体的慢性炎症性自身免疫病。临床除有唾液腺和泪腺受损功能下降而出现口干、眼干外，尚有其他外分泌腺及腺体外其他器官受累而出现多系统损害的症状。SS 根据是否伴发其他结缔组织疾病，分为继发性干燥综合征及原发性干燥综合征（pSS），前者常继发于系统性红斑狼疮、类风湿关节炎等。女性多见，男女比例为 1：9 ～ 1：20，发病年龄多在 40 ～ 50 岁，也见于儿童。

【诊断标准】

（一）临床表现

本病多起病隐匿，临床表现多样，病情轻重差异较大。

1. 局部表现

（1）口干燥症　因涎腺病变，使涎液黏蛋白缺少而引起下述常见症状。

①有 70% ～80% 患者诉有口干，但不一定都是首症或主诉，严重者因口腔黏膜、牙齿和舌发黏以致在讲话时需频频饮水，进固体食物时必需伴水或流食送下，有时夜间需起床饮水等。

②猖獗性龋齿是本病的特征之一。约 50% 的患者出现多个难以控制发展的龋齿，表现为牙齿逐渐变黑，继而小片脱落，最终只留残根。

③腮腺炎，50% 患者表现有间歇性交替性腮腺肿痛，累及单侧或双侧。大部分在10 天左右可以自行消退，但有时持续性肿大。少数有颌下腺肿大，舌下腺肿大较少。有的伴有发热。对部分有腮腺持续性肿大者应警惕有恶性淋巴瘤的可能。

④舌部表现为舌痛。舌面干、裂，舌乳头萎缩而光滑。

⑤口腔黏膜出现溃疡或继发感染。

（2）干燥性角结膜炎　因泪腺分泌的黏蛋白减少而出现眼干涩、异物感、泪少等症状，严重者痛哭无泪。部分患者有眼睑缘反复化脓性感染、结膜炎、角膜炎等。

（3）其他浅表部位　如鼻、硬腭、气管及其分支、消化道黏膜、阴道黏膜的外分泌腺体均可受累，使其分泌较少而出现相应症状。

2. 系统表现

除口、眼干燥表现外，患者还可出现全身症状，如乏力、发热等。约有 2/3 患者出现系统损害。

（1）皮肤　皮肤病变的病理基础为局部血管炎。有下列表现：

①过敏性紫癜样皮疹：多见于下肢，为米粒大小边界清楚的红丘疹，压之不褪色，分批出现。每批持续时间约为 10 天，可自行消退而遗有褐色色素沉着。

②结节红斑较为少见。

③雷诺现象：多不严重，不引起指端溃疡或相应组织萎缩。

（2）骨骼肌肉　关节痛较为常见。仅小部分表现有关节肿胀，但多不严重，且呈一过性。关节结构的破坏非本病的特点。肌炎见于约5%的患者。

（3）肾脏　国内报道约有30%～50%患者有肾脏损害，主要累及远端肾小管，表现为因Ⅰ型肾小管酸中毒而引起的低血钾性肌肉麻痹，严重者出现肾钙化、肾结石及软骨病。表现为多饮、多尿的肾性尿崩亦常出现于肾小管酸中毒患者。通过氯化铵负荷试验可以看到约50%患者有亚临床型肾小管酸中毒。近端肾小管损害较少见。对肾小管酸中毒的患者，在有条件的情况下最好做肾脏病理检查，以了解肾脏病变。包括肾小管和肾小球受损的程度，是以细胞浸润为主还是纤维化硬化为主，通过对病理的了解可以正确地指导治疗。在这些患者中，小部分出现较明显的肾小球损害，临床表现为大量蛋白尿、低白蛋白血症甚至肾功能不全。

（4）肺脏　大部分患者无呼吸道症状。轻度受累者出现干咳，重者出现气短。肺部的主要病理为间质性病变，部分出现弥漫性肺间质纤维化。少数人可因此导致呼吸功能衰竭而死亡。早期肺间质病变在肺X线片上并不明显，只有高分辨率肺CT方能发现。另有小部分患者出现肺动脉高压。有肺纤维化及重度肺动脉高压者预后不佳。

（5）消化系统　胃肠道可以因其黏膜层的外分泌腺体病变而出现萎缩性胃炎、胃酸减少、消化不良等非特异性症状。约20%患者有肝脏损害，特别是部分患者合并自身免疫性肝炎或原发性胆汁性肝硬化。慢性胰腺炎亦非罕见。

（6）神经系统　累及神经系统的发生率约为5%。以周围神经损害为多见，不论是中枢或周围神经损害均与血管炎有关。

（7）血液系统　本病可出现白细胞减少或（和）血小板减少，血小板减少严重者可伴出血现象。本病淋巴肿瘤的发生率约为健康人群的44倍。国内已有原发性干燥综合征患者出现血管免疫母细胞性淋巴结病（伴巨球蛋白血症）、非霍奇金淋巴瘤、多发性骨髓瘤等报道。

（二）诊断要点

1. 症状及体征

（1）口腔症状　①持续3个月以上每日感到口干，需频频饮水、半夜起床饮水等；②成人期后有腮腺反复或持续性肿大；③吞咽干性食物有困难，必须用水辅助；④有猖獗性龋齿，舌干裂，口腔往往继发有霉菌感染。

（2）眼部症状　①持续3个月以上每日不能忍受的眼干；②反复的"砂子"吹进眼内的感觉或磨砂感；③每日需用人工泪液3次或3次以上；④其他症状有阴道干涩、皮肤干痒、临床或亚临床型肾小管酸中毒或上述其他系统症状。

2. 辅助检查

（1）眼部　①Schirmer（滤纸）试验阳性：即≤5mm/5min（健康人为>5mm/5min）；②角膜染色阳性：双眼各自的染点>10个；③泪膜破碎时间阳性：即≤10秒（健康人>10秒）。

（2）口腔　①唾液流率阳性：即15分钟内收集到自然流出涎液≤1.5ml（健康人>1.5ml）；②腮腺造影阳性：即可见末端腺体造影剂外溢呈点状、球状的阴影；③唾液腺核素检查阳性：即涎腺吸收、浓聚、排出核素功能差；④唇腺活检组织学检查：即在4mm²组织内有淋巴细胞灶≥1者（有50个淋巴细胞聚集则称为1个灶）为阳性。

（3）尿　多次尿 pH >6 则有必要进一步检查肾小管酸中毒相关指标。

（4）血常规　可见血小板减少，偶见溶血性贫血。

（5）血清免疫学检查　①抗 SSA 抗体：是本病中最常见的自身抗体，约见于 70% 的患者；②抗 SSB 抗体：约见于 45% 的患者；③类风湿因子：约见于 70% ~80% 的患者，且滴度较高常伴有高球蛋白血症；④高免疫球蛋白血症：均为多克隆性，约见于 90% 患者；⑤其他：常存在抗核抗体及抗 α 胞衬蛋白抗体等。

（6）其他　肺影像学、肝肾功能测定可以发现有相应系统损害的患者。

（三）分类标准

目前常用的 SS 分类标准包括：2002 年经多国共识而推出的美国欧洲共识小组（American European Consensus Group，AECG）修订的干燥综合征分类标准（表3－1，表3－2），2016 年 ACR/EULAR 原发干燥综合征分类标准（表3－3）。

表3－1　2002 年干燥综合征 AECG 分类标准的项目

Ⅰ. 口腔症状：3 项中有 1 项或 1 项以上
　　1. 每日感口干持续 3 个月以上
　　2. 成年后腮腺反复或持续肿大
　　3. 吞咽干性食物时需用水帮助
Ⅱ. 眼部症状：3 项中有 1 项或 1 项以上
　　1. 每日感到不能忍受的眼干持续 3 个月以上
　　2. 有反复的砂子进眼或砂磨感
　　3. 每日需用人工泪液 3 次或 3 次以上
Ⅲ. 眼部体征：下述检查任 1 项或 1 项以上阳性
　　1. Schirmer 试验（+）（≤5mm/5min）
　　2. 角膜染色（+）（≥4 van Bijsterveld 计分法）
Ⅳ. 组织学检查：下唇腺病理示淋巴细胞灶≥1（指 4mm² 组织内至少有 50 个淋巴细胞聚集于唇腺间质者为 1 灶）
Ⅴ. 唾液腺受损：下述检查任 1 项或 1 项以上阳性
　　1. 唾液流率（+）（≤1.5ml/15min）
　　2. 腮腺造影（+）
　　3. 唾液腺同位素检查（+）
Ⅵ. 自身抗体：抗 SSA 或抗 SSB（+）（双扩散法）

表3－2　2002 年干燥综合征 AECG 分类标准项目的具体分类

1. 原发性干燥综合征：无任何潜在疾病的情况下，有下述 2 条则可诊断
　　a. 符合表 2－1 中 4 条或 4 条以上，但必须含有条目Ⅳ（组织学检查）和（或）条目Ⅵ（自身抗体）
　　b. 表 2－1 中条目Ⅲ、Ⅳ、Ⅴ、Ⅵ 4 条中任 3 条阳性
2. 继发性干燥综合征：患者有潜在的疾病（如任一结缔组织病），而符合表 2－1 的Ⅰ和Ⅱ中任 1 条，同时符合条目Ⅲ、Ⅳ、Ⅴ中任 2 条
3. 必须除外：颈、头、面部放疗史，丙型肝炎病毒感染，艾滋病（AIDS），淋巴瘤，结节病，移植物抗宿主（GVH）病，抗乙酰胆碱药的应用（如阿托品、莨菪碱、溴丙胺太林、颠茄等）

表3－3　2016 年 ACR/EULAR 原发性干燥综合征分类标准的条目

入选标准：至少有眼干或口干症状之一的患者或在 ESSDAI 疾病活动度评分问卷中出现至少一个系统阳性的可疑 SS 者
排除标准：①头颈部放疗史；②活动性丙型肝炎病毒感染；③AIDS；④结节病；⑤淀粉样变性；⑥移植物抗宿主病；⑦IgG4 相关疾病
适用于任何满足上述入排标准，且下列 5 项评分总和≥4 者诊断为 pSS：
　　1. 唇腺灶性淋巴细胞浸润，并且灶性指数≥1 个灶/4mm²，记为 3 分
　　2. 血清抗 SSA 阳性，记为 3 分
　　3. 至少单眼 OSS 染色评分≥5 或 Van Bijsterveld 评分≥4 分，记为 1 分
　　4. 至少单眼 Schirmer 试验≤5mm/5min，记为 1 分
　　5. 未刺激的全唾液流率≤0.1ml/min（Navazesh 和 Kumar 测定方法），记为 1 分
常规使用胆碱能药物的患者应充分停药后再进行上述 3、4、5 项评估口眼干燥的检查

（四）鉴别诊断

1. 系统性红斑狼疮

原发性干燥综合征多见于中老年妇女。发热尤其是高热者少见，无颧部皮疹，口、眼干明显，肾小管酸中毒为其常见而主要的肾损害，高免疫球蛋白血症明显，低补体血症少见，预后良好。

2. 类风湿关节炎

原发性干燥综合征的关节炎症状远不如类风湿关节炎明显和严重，极少有关节骨破坏、畸形和功能受限。类风湿关节炎很少出现抗 SSA 抗体和抗 SSB 抗体。

3. 非自身免疫病的口干

如老年性外分泌腺体功能下降、糖尿病性或药物性口干则有赖于病史及各个病的自身特点以鉴别。

4. 米库利兹病

是一种非痛性的泪腺和唾液腺肿胀。诊断主要依据：①持续性的泪腺和唾液腺的肿胀（>3 个月）；②泪腺和唾液腺病理主要为单核细胞的浸润；③排除其他原因引起的泪腺和唾液腺的肿胀。

【治疗原则及预后】

目前原发性干燥综合征的治疗目的主要是缓解患者症状，阻止疾病的发展和延长患者的生存期，尚无可以根治疾病的方法。对干燥综合征的理想治疗不但是要缓解患者口、眼干燥的症状，更重要的是终止或抑制患者体内发生的异常免疫反应，保护患者脏器功能，并减少淋巴瘤的发生。原发性干燥综合征的治疗包括 3 个层次：①唾液和泪液的替代治疗，以改善症状；②增强外分泌腺的残余功能，刺激唾液和泪液分泌；③系统用药改变干燥综合征的免疫病理过程，最终保护患者的外分泌腺体和脏器功能。

（一）治疗原则

1. 对症治疗

（1）口干燥症　减轻口干较为困难，人工涎液的效果很不理想，实用的措施是保持口腔清洁，勤漱口，减少龋齿和口腔继发感染的可能，并且停止吸烟、饮酒及避免服用引起口干的药物，如阿托品等。人工唾液有多种制剂，含羧甲基纤维素、黏液素、聚丙烯酸、黄胶原或亚麻仁聚多糖等成分。另外患者还可以使用含氟的漱口液漱口，以减少龋齿的发生。

（2）干燥性角结膜炎　预防措施主要包括增加所处环境的湿度，减少泪液挥发，避免应用减少泪液产生的相关药物，保持良好的睑缘卫生。大部分轻、中度干眼症可以通过补充人工泪液来补充眼泪的产生不足。中至重度的干眼症患者，若更频繁应用人工泪液仍不能缓解，可考虑夜间使用润滑软膏，局部可使用环孢素联合或不联合类固醇，应由眼科医生指导应用。某些药物如利尿剂、抗高血压药、雷公藤可以加重口、眼干燥，应尽量避免使用。

（3）肾小管酸中毒合并低钾血症　钾盐的替代疗法用于肾小管酸中毒合并有低钾血症者，有低血钾性瘫痪者宜静脉补钾，缓解期可口服枸橼酸钾或缓释钾片，大部分患者需终身服用。多数患者低血钾纠正后尚可正常生活和工作。

（4）肌肉、关节痛　可用非甾体抗炎镇痛药，如布洛芬、吲哚美辛等治疗，由于侵蚀性关节病变罕见，所以没有必要常规使用改善疾病的抗风湿药物，但羟氯喹 6 ~ 7mg/（kg·d），每天最大剂量≤400mg，可用于缓解疲劳、关节痛和肌痛等症状，在少见的情况下，可能需要短程使用小剂量糖皮质激素（例如泼尼松 5 ~ 10mg/d）以缓解关节剧痛等症状。

2. 改善外分泌腺体功能的治疗

当使用涎液或泪液替代治疗效果不满意时，可使用毒蕈碱胆碱能受体激动剂刺激外分泌腺分泌。目前常用的药物有毛果芸香碱和西维美林。毛果芸香碱是乙酰胆碱类似物，可刺激胆碱能受体，对 M_3 受体作用较强。毛果芸香碱 5mg，每日 3 次（每日剂量 10 ~ 20mg）可以增加涎液流率。不良反应包括出汗、频繁排尿、肠激惹，对消化道溃疡、哮喘和闭角性青光眼的患者禁用。在临床使用的剂量范围内，患者的不良反应并不多，耐受性良好。西维美林较毛果芸香碱更特异地作用于外分泌腺体中的 M3 受体，20 ~ 30mg，每日 3 次，治疗口、眼干燥症效果良好，不良反应与毛果芸香碱相似。此外，环戊硫酮、溴己新和盐酸氨溴索等也可以增加外分泌腺的分泌功能。

3. 免疫抑制和免疫调节治疗

系统损害者应根据受损器官及严重程度进行相应治疗。对于有重要脏器受累的患者，应使用糖皮质激素联合免疫抑制剂治疗。出现恶性淋巴瘤者宜积极、及时地进行联合化疗。原发性干燥综合征早期以 B 细胞增生为主，因此高免疫球蛋白血症是其免疫学异常的一个重要特点，常提示疾病可能处在活动进展期，但尚未出现系统损伤的患者是否需予积极的免疫抑制治疗，仍有争议。

（1）糖皮质激素　对合并有神经系统、肾小球肾炎、肺间质性病变、肝脏损害、血细胞减少尤其是血小板减低、肌炎等要给予糖皮质激素治疗，糖皮质激素剂量应根据病情轻重决定。剂量与其他结缔组织病治疗用法相同。肾小管酸中毒的患者主要是替代疗法，但是如果是新发病例，或者是肾脏病理显示为肾小管及其周围以炎性病变为主的，也可以考虑激素或联合其他免疫抑制剂的治疗，泼尼松剂量为 0.5 ~ 1mg/（kg·d）。

（2）羟氯喹　200 ~ 400mg/d，可以降低干燥综合征患者免疫球蛋白水平，也可能会改善涎腺功能。

（3）其他免疫抑制剂和免疫调节剂　对合并有重要脏器损害者，宜在应用糖皮质激素的同时加用免疫抑制剂，常用的免疫抑制剂包括甲氨蝶呤一周 0.2 ~ 0.3mg/kg、硫唑嘌呤 1 ~ 2mg/（kg·d）、环磷酰胺 1 ~ 2mg/（kg·d）或四周 0.5 ~ 1g/m^2、吗替麦考酚酯 1.5 ~ 2.0g/d、来氟米特 10 ~ 30mg/d、环孢素 2.5 ~ 5mg/（kg·d）、他克莫司 0.03 ~ 0.05mg/（kg·d）等。根据脏器受累的情况选择合适的免疫抑制剂。对于出现神经系统受累或血小板减少的患者可静脉应用大剂量免疫球蛋白 0.4g/（kg·d），连用 3 ~ 5 日，必要时可以重复使用。若出现中枢神经系统病变，可考虑采用大剂量糖皮质激素静脉冲击治疗，同时应用环磷酰胺。对于合并原发性胆汁性肝硬化的患者应使用熊去氧胆酸治疗。

（4）生物制剂　自身反应性 B 细胞的异常激活是干燥综合征发病的重要因素之一，使用抗 CD20 抗体和抗 CD22 抗体进行 B 细胞清除治疗可能会改善病情。利妥昔单抗

（抗 CD20 单克隆抗体）最早被用于 B 细胞淋巴瘤的治疗，后在自身免疫病治疗中也取得了一定的疗效。它对原发性干燥综合征常规治疗效果不佳的患者，且有严重的关节炎、严重的血细胞减少、周围神经病变以及相关的淋巴瘤均有较好的疗效。干燥综合征患者使用利妥昔单抗发生血清病样不良反应的概率较高，同时使用较大剂量的糖皮质激素有可能减少这种不良反应的发生。

（二）预后

本病无内脏受累者预后较好，有内脏损害者治疗后大多可以控制病情达到缓解，但停止治疗又可能复发。内脏损害中出现进行性肺纤维化、中枢神经病变、肾小球受损伴肾功能不全、恶性淋巴瘤者预后较差。

第四章　多发性肌炎及皮肌炎

多发性肌炎（PM）和皮肌炎（DM）在临床上以对称性四肢近端肌无力为主要表现，DM 尚有特征性皮疹。通常起病隐袭，在数周或数月内缓慢进展。PM/DM 常累及多个内脏脏器，或伴发肿瘤或合并其他结缔组织病。本病的确切病因尚不清楚。各年龄均可发病，无性别差异目前的研究认为 DM 较为常见，但 PM 并不常见。

【诊断标准】

（一）临床表现

1. 肌肉病变

通常四肢近端肌肉、肢带肌、颈前屈肌最先受累。表现为对称性肌肉肿胀、疼痛、触痛，进行性肌无力，以致上肢抬举、下蹲、起立、平卧位抬头、翻身、正坐困难。晚期出现肌萎缩。食管、咽、喉及胸肌受累时，可产生声嘶、吞咽甚至呼吸困难。

2. 皮肤改变

皮疹好发于面部，以眼睑为中心的水肿性红斑，上眼睑有淡紫色的红斑（Heliotrope 征），为 DM 的特征性改变，此外肩背部、颈、胸部 V 字区弥漫性红斑，分别称为"披肩"征和"V"字征。四肢、肘、膝尤其掌指关节和指间关节伸面出现紫红色丘疹、斑疹，以后变萎缩，有毛细血管扩张、色素减退和上覆细小鳞屑，偶见溃破，称 Gottron 征，亦为 DM 的特征性改变。指垫皮肤角化、增厚、皲裂，呈"技工手"样变。

3. 其他症状

部分患者可表现不规则发热、多关节痛、雷诺现象、肺间质病变及心脏受累。肾脏受累相对较少且轻。DM 患者伴发恶性肿瘤的风险明显升高。

（二）辅助检查

1. 血清肌酶升高

肌磷酸激酶及其同工酶升高常与病情活动相关，门冬氨酸氨基转氨酶、乳酸脱氢酶、醛缩酶等升高有助诊断。

2. 血清自身抗体

包括肌炎特异性抗体（MSA）和肌炎相关性抗体（MAA）。肌炎特异性抗体包括抗合成酶抗体谱（抗 Jo-1 抗体、抗 PL-7 抗体、抗 PL-12 抗体、抗 EJ 抗体和抗 OJ 抗体等）、抗 SRP、抗 HMGCR、抗 Mi-2、抗 NXP2、抗 SAE 和抗 MDA5 抗体等。

3. 肌电图

典型改变包括三联征：①插入电位活动增强、纤颤电位和正锐波；②自发奇异高频放电；③低波幅、短时限、多相运动单位电位。

4. 肌肉活检

主要病理改变是肌细胞变性、坏死或萎缩，同时伴有炎症细胞浸润。

（三）诊断标准

目前临床上仍然常用的标准为 BOHN/PETER 标准：

（1）肢带肌（肩胛带、骨盆带、四肢近端肌肉）和颈前屈肌呈对称性无力，可伴有吞咽困难和呼吸肌无力。

（2）肌肉活检显示有横纹肌纤维变性、坏死、被吞噬、再生以及单个核细胞浸润。

（3）血清肌酶谱升高。

（4）肌电图呈肌源性损害。

（5）皮肤特征性皮疹。

判定标准：符合前（1）~（4）项为 PM，同时伴第（5）项表现，确诊为 DM。

但上述诊断标准的特异性较差，尤其是对 PM 存在过度诊断。另外，该标准不能将散发性包涵体肌炎及近年认识到的免疫介导的坏死性肌炎与 PM 相区别。2017 年 EULAE/ACR 发表了新的炎性肌病分类诊断标准，但其临床实用性尚需要进一步的验证。

（四）鉴别诊断

1. 风湿性多肌痛

多发于 50 岁以上老年人，主要表现为肩胛带及骨盆带等近端肌群或躯干部位疼痛，可伴晨僵及关节疼痛。化验检查可出现红细胞沉降率快，C – 反应蛋白升高。但患者肌酶谱和肌电图正常，肌活检示肌纤维正常。

2. 包涵体肌炎

本病属于炎性肌病，多发生于中年以上人群，男性多见。起病隐袭，进展缓慢。肌无力表现可累及四肢近端和远端肌肉，可呈不对称性，无肌痛，肌酸磷酸激酶常正常或呈低水平升高。少见肺、关节受累。肌电图表现为肌源性损害或合并神经源性损害。病理特征为光镜下肌浆内和（或）核内可见包涵体。对激素及免疫抑制剂治疗反应差。

3. 免疫介导的坏死性肌病

临床上典型的表现为严重的四肢近端肌无力。但骨骼肌外受累相对较少或轻，血清肌酶显著升高，肌肉病理典型表现为肌细胞变性坏死和再生，少或无炎性细胞的浸润。一般可分为三种亚型，即抗 SRP 型、抗 HMGCR 型和肌炎特异性抗体阴性型。

4. 恶性肿瘤相关 DM/PM

DM/PM 易合并肿瘤，DM 较 PM 更易与肿瘤相关。肿瘤可于 DM/PM 之前、同时或之后发生。当肌炎呈不典型性时，需结合年龄、性别，及其他临床表现和危险因素，积极除外合并肿瘤的可能。

5. 神经系统疾患

运动神经元病表现为缓慢进展的肌肉无力、萎缩，但其受累肌肉的模式与 PM 不同，多从远端向近端延伸，常伴肌束颤动，肌萎缩较早出现，肌电图呈明显的神经源性损害。重症肌无力主要表现为受累骨骼肌极易疲劳，活动后加重，休息后可部分恢复，抗胆碱酯酶药物治疗有效，以眼外肌受累最常见，血清学检查可见抗乙酰胆碱受体抗体增高，而肌酶、肌电图、肌活检无明显异常。

【治疗原则】

（一）一般治疗

急性期应卧床休息，给予高蛋白、高热量饮食，积极防治感染。合并恶性肿瘤患者应及时治疗恶性肿瘤。

（二）药物治疗

1. 糖皮质激素

泼尼松开始剂量每日 $1 \sim 2mg/kg$。少部分严重的患者可能需要大剂量激素冲击治疗。病情控制后，激素逐渐减量。长期应用糖皮质激素会有一定不良反应，如骨质疏松、糖尿病、抗感染能力下降、肥胖、多毛、电解质紊乱、高脂血症等，宜注意。

2. 免疫抑制剂

大部分患者单用激素治疗效果不理想，需要加用免疫抑制剂。常用的免疫抑制剂包括：

（1）甲氨蝶呤　开始时每周 $7.5 \sim 15mg$，口服。主要不良反应有肝酶升高、口腔炎、胃炎、腹泻、骨髓抑制、脱发、皮炎、药物性间质性肺炎等。因此，用药初期每 $1 \sim 2$ 周 1 次，以后每月 1 次监测血常规及肝功能变化。补充叶酸可减轻或预防甲氨蝶呤的黏膜损伤、胃肠道反应和全血细胞减少等不良反应。

（2）来氟米特　每日 20mg。主要不良反应有腹泻、瘙痒、皮疹、一过性转氨酶升高和白细胞下降、可逆性脱发等。一般为轻度和中度，严重的不良反应少见。

（3）硫唑嘌呤　每日 $1 \sim 2mg/kg$。主要不良反应有骨髓抑制、感染、胃肠道反应和肝酶升高等。用药前 4 周，应每 2 周检查血象和肝功能，如正常，以后每月检查一次。如白细胞计数 $<3.0 \times 10^9/L$，需考虑停药。

（4）环磷酰胺　每平方米体表面积 $0.5 \sim 1g$，每 4 周 1 次，或 0.2g 隔日一次，静脉注射；也可口服每日 100mg。主要不良反应有胃肠道反应、骨髓抑制、出血性膀胱炎、性腺抑制、肿瘤等。用药期间应每 $1 \sim 2$ 周查血常规及尿常规，每月检测肝功能。

（5）环孢素　每日 $3 \sim 5mg/kg$。主要不良反应有肾损害、胃肠道反应、高血压、肝损害及风疹等，突出优点是骨髓抑制作用较小。

（三）随访

病情活动的治疗期间，应密切观察皮损、肌力改变、肌酶水平变化，强调规则用药。病情稳定后，应遵照医嘱，勿任意减量停药。

第五章　系统性硬化症

系统性硬化症（SSc）是一种以皮肤变硬和增厚为主要特征的结缔组织病，女性多见，多数发病年龄在30~50岁。根据患者皮肤受累的情况将SSc分为以下五种亚型：①局限性皮肤型系统性硬化症：皮肤增厚限于肘（膝）的远端，但可累及面部、颈部。②CREST综合征：局限性皮肤型系统性硬化症的一个亚型，表现为钙质沉着（C, calcinosis）、雷诺现象（R, raynaud's phenomenon）、食道功能障碍（E, esophageal dysmotility）、指端硬化（S, sclerodactyly）、和毛细血管扩张（T, telangiectasia）。③弥漫性皮肤型系统性硬化：除面部、肢体远端外，皮肤增厚还累及四肢近端和躯干。④无皮肤硬化的系统性硬化：无皮肤增厚的表现，但有雷诺现象，SSc特征性的内脏表现和血清学异常。⑤重叠综合征：弥漫或局限性皮肤型系统性硬化与其他诊断明确的结缔组织病同时出现，包括系统性红斑狼疮，多发性肌炎/皮肌炎或类风湿关节炎。

系统性硬化症发病机制尚不清楚，可能是在遗传、环境因素、雌激素、细胞及体液免疫异常等因素作用下，成纤维细胞合成胶原增加、局部胶原分解减少，胶原、糖蛋白、纤维蛋白等沉着在皮肤间质和血管壁，导致皮肤和内脏纤维化，血管内皮细胞肿胀、增生、管腔变狭和组织缺血。

【诊断标准】

（一）临床表现

1. 早期症状

系统性硬化症最多见的初期表现是雷诺现象和隐袭性肢端和面部肿胀，并有手指皮肤逐渐增厚。约70%的病例首发症状为雷诺现象，雷诺现象可先于系统性硬化症的其他症状（手指肿胀、关节炎、内脏受累）1~2年或与其他症状同时发生。多关节病同样也是突出的早期症状。胃肠道功能紊乱（胃烧灼感和吞咽困难）或呼吸系统症状等，偶尔也是本病的首发表现。患者起病前可有不规则发热、胃纳减退、体重下降等。

2. 皮肤

几乎所有病例皮肤硬化都从手开始，手指、手背发亮、紧绷，手指褶皱消失，汗毛稀疏，继而面部、颈部受累。病人胸上部和肩部有紧绷的感觉，颈前可出现横向厚条纹，仰头时，病人会感到颈部皮肤紧绷，其他疾病很少有这种现象。面部皮肤受累可表现为面具样面容。口周出现放射性沟纹，口唇变薄，鼻端变尖。受累皮肤可有色素沉着或色素脱失。

皮肤病变可局限在手指（趾）和面部，或向心性扩展，累及上臂、肩、前胸、背、腹和下肢。有的可在几个月内累及全身皮肤，有的在数年内逐渐进展，有些呈间歇性进展，通常皮肤受累范围和严重程度在三年内达高峰。

临床上皮肤病变可分为水肿期、硬化期和萎缩期。水肿期皮肤呈非可凹性肿胀，触之有坚韧的感觉；硬化期皮肤呈腊样光泽，紧贴于皮下组织，不易捏起；萎缩期浅表真皮变薄变脆，表皮松弛。

3. 骨和关节

多关节痛和肌肉疼痛常为早期症状，也可出现明显的关节炎。约29%可有侵蚀性关节病。由于皮肤增厚且与其下关节紧贴，致使关节挛缩和功能受限。由于腱鞘纤维化，当受累关节主动或被动运动时，特别在腕、踝、膝处，可觉察到皮革样摩擦感。系统性硬化早期可有肌痛、肌无力等非特异性症状，晚期可出现肌肉萎缩，后者一方面是由于皮肤增厚变硬可限制指关节的活动，造成局部肌肉失用性萎缩。在弥漫性皮肤型 SSc 此种情况可发生于任何关节，以手指、腕、肘关节多见。另一方面也与从肌腱向肌肉蔓延的纤维化有关，此时病理表现为肌纤维被纤维组织代替而无炎性细胞浸润。当系统性硬化症与多发性肌炎或皮肌炎重叠时病人可有明显近端肌无力，血清肌酸激酶持续增高。长期慢性指（趾）缺血，可发生指端骨溶解。X 线表现关节间隙狭窄和关节面骨硬化。由于肠道吸收不良、废用及血流灌注减少，常有骨质疏松。

4. 消化系统

消化道受累为 SSc 的常见表现，仅次于皮肤受累和雷诺现象。消化道的任何部位均可受累，其中食道受累最为常见。

（1）口腔　张口受限，舌系带变短，牙周间隙增宽，齿龈退缩，牙齿脱落，牙槽突骨萎缩。

（2）食道　食道下部括约肌功能受损可导致胸骨后灼热感，反酸。长期可引起糜烂性食管炎、出血、食道下段狭窄等并发症。下 2/3 食管蠕动减弱可引起吞咽困难、吞咽痛。组织病理示食管平滑肌萎缩，黏膜下层和固有层纤维化，黏膜呈不同程度变薄和糜烂。食管的营养血管呈纤维化改变。1/3 系统性硬化症患者食管可发生 Barrett 化生，这些病人发生狭窄和腺癌等并发症的危险性增高。食管功能可用食管测压、卧位稀钡餐造影、食管镜等方法检查。

（3）小肠　常可引起轻度腹痛、腹泻、体重下降和营养不良。营养不良是由于肠蠕动缓慢，微生物在肠液中过度增长所致，应用四环素等广谱抗生素常能奏效。偶可出现假性肠梗阻，表现为腹痛、腹胀和呕吐。与食管受累相似，纤维化和肌肉萎缩是产生这些症状的主要原因。肠壁黏膜肌层变性，空气进入肠壁黏膜下面之后，可发生肠壁囊样积气征。

（4）大肠　钡灌肠可发现 10%～50% 的病人有大肠受累，但临床症状往往较轻。累及后可发生便秘，下腹胀满，偶有腹泻。由于肠壁肌肉萎缩，在横结肠、降结肠可有较大开口的特征性肠炎（憩室），如肛门括约肌受累，可出现直肠脱垂和大便失禁。

（5）肝脏和胰腺　肝脏病变不常见，但原发性胆汁性肝硬化的出现往往都与局限性皮肤型 SSc 有关。胰腺外分泌机能不全可引起吸收不良和腹泻。

5. 肺部

在系统性硬化症中肺脏受累很常见。初期表现为运动时气短，活动耐受量减低；后期出现干咳。随病程增长，肺部受累机会增多，且一旦累及，呈进行性发展，对治疗反应不佳。

肺间质纤维化和肺动脉血管病变常同时存在，但往往是其中一个病理过程占主导地位。在弥漫性皮肤型 SSc 伴抗 Scl－70 阳性的患者中，肺间质纤维化常较重；在 CREST 综合征中，肺动脉高压常较明显。肺间质纤维化在肺泡炎期，高分辨 CT 可显示肺部呈毛玻璃样改变，支气管肺泡灌洗可发现灌洗液中细胞增多。X 线胸片示肺间质纹理增粗，严重时呈网状结节样改变，在基底部最为显著。肺功能检查示限制性通气障碍，肺活量减低，肺顺应性降低，气体弥散量减低。体检可闻及细小爆裂音，特别是在肺底部。

肺动脉高压常缓慢进展，除非到后期严重的不可逆病变出现，一般临床不易察觉。无创性的超声心动检查可发现早期肺动脉高压。尸解显示约29%～47%患者有中小肺动脉内膜增生和中膜黏液瘤样变化。心导管检查发现33%患者有肺动脉高压。

6. 心脏

病理检查部分患者有片状心肌纤维化。临床表现为气短、胸闷、心悸、水肿。临床检查可有室性奔马律、窦性心动过速、充血性心力衰竭，偶可闻及心包摩擦音。超声心动图显示约半数病例有心包肥厚或积液，但临床心肌炎和心包填塞不多见。

7. 肾脏

SSc 的肾病变以叶间动脉、弓形动脉及小动脉为最著，其中最主要的是小叶间动脉。血管内膜有成纤维细胞增殖，黏液样变，酸性黏多糖沉积及水肿。血管平滑肌细胞发生透明变性。血管外膜及周围间质均有纤维化。肾小球基膜不规则增厚及劈裂。

SSc 肾病变临床表现不一，部分病人有多年皮肤及其他内脏受累而无肾损害的临床现象；有些在病程中出现肾危象，即突然发生严重高血压，急进性肾功能衰竭，如不及时处理，常于数周内死于心力衰竭及尿毒症。虽然肾危象初期可无症状，但大部分病人感疲乏加重，出现气促、严重头痛、视力模糊、抽搐、神志不清等症状。实验室检查发现肌酐正常或增高、蛋白尿和（或）镜下血尿，可有微血管溶血性贫血和血小板减少。

（二）辅助检查

1. 甲褶毛细血管显微镜检查

是一种无创的检查，它能发现微血管的改变，能预测潜在的结缔组织疾病，并能帮助早期发现系统性硬化症，并与疾病类型和严重程度相关。目前，常规将系统性硬化症的甲褶毛细血管表现归纳为三种主要的类型：早期、活动期和晚期。

（1）早期　少量的增粗、巨大毛细血管，少量毛细血管出血，没有毛细血管丢失证据。

（2）活动期　大量巨大毛细血管和出血，中度的毛细血管的丢失，没有或轻度的血管分叉。

（3）晚期　少量或没有巨大毛细血管和出血，毛细血管的大量缺失和大量无血管区域，毛细血管排列混乱，毛细血管呈分叉状或树杈状。

2. 抗体检测

采用敏感方法检测抗核抗体几乎 100% 的系统性硬化症患者阳性，免疫荧光法有 50%～90% 的患者阳性，多为斑点型或核仁型，后者更具诊断意义。抗着丝点抗体

（ACA）是与 SSc 相关的抗体，80% 的 CREST 综合征患者阳性，此抗体阳性的患者常伴皮肤毛细血管扩张和皮下钙质沉积，相对预后较好，但发生肺动脉高压、原发性胆汁性肝硬化、严重指端缺血的危险增加。抗 Scl‑70 抗体是与 SSc 相关性较强的抗体，约 30% 的患者阳性，患者肺间质纤维化危险性增加。抗 RNA 多聚酶抗体阳性患者发生硬皮病肾危象的危险性增加。

（三）诊断及鉴别诊断

目前诊断系统性硬化症是根据 1980 年美国风湿病学会（ACR）提出的系统性硬化症分类标准：

（1）主要条件　近端皮肤硬化即手指及掌指（跖趾）关节近端皮肤增厚、紧绷、肿胀。这种改变可累及肢体、面部、颈部和躯干（胸、腹部）。

（2）次要条件　①指硬化：上述皮肤改变仅限手指。②指尖凹陷性疤痕或指垫消失：由于缺血导致指尖凹陷性疤痕或指垫消失。③双肺基底部纤维化：要除外其他疾病所引起的这种改变。

具有主要条件或 2 个以上次要条件者，可诊为系统性硬化症。设立这个标准的目的是分类，而不是诊断。研究表明该标准用于无脏器损伤的早期系统性硬化症患者的诊断敏感性仅为 34%，难以满足临床早期诊断和早期干预的需求。为此 2013 年 ACR/EULAR 发表了新的分类诊断标准（表 5 – 1，表 5 – 2）：

表 5 – 1　2013 年 ACR/EULAR 联合制定的 SSc 分类标准

评估条目	权重（分）
双手手指皮肤增厚并延伸至邻近的掌指关节近端（充分条件）	9
手指皮肤增厚（只计数较高的分值）	
手指肿胀	2
指端硬化	4
指尖病变（只计数较高的分值）	
指尖溃疡	2
指尖凹陷性瘢痕	3
毛细血管扩张	2
甲褶毛细血管异常	2
肺动脉高压和（或）间质性肺疾病（最高分值 2 分）	
肺动脉高压	2
间质性肺疾病	2
雷诺现象	3
SSc 相关的自身抗体（只取最高分 3 分）	
抗着丝点抗体	3
抗拓扑异构酶 I 抗体（抗 Scl – 70）	3
抗 RNA 聚合酶 Ⅲ 抗体	3

总分 ≥9 分可分类为系统性硬皮病。

表 5-2　条目的定义

条目	定义
皮肤增厚	非损害或外伤等造成的皮肤增厚或硬化
手指肿胀	手指肿胀——弥漫性，常常是发生在指垫的非凹陷性肿胀，延伸至正常的关节囊范围之外。正常的指垫依指骨轮廓及关节结构其上端逐渐变狭窄，手指肿胀时此现象消失。以上改变非因其他手指炎症引起
手尖溃疡或凹陷性瘢痕	非外伤所致的远端或近端指间关节的溃疡或瘢痕，凹陷部位的瘢痕是由于缺血所致
毛细血管扩张	毛细血管扩张是皮肤表面的明显血管扩张斑，加压时可消失，压力撤销后可逐渐恢复。硬皮病可出现发生在手、唇、口腔内的边界清晰的圆形毛细血管扩张，和（或）大团的毛细血管扩张。需与中央大动脉和扩张的表面血管所形成的恢复迅速的蜘蛛痣相鉴别
系统性硬皮病的甲褶微血管异常表现	甲褶微血管扩张和（或）血管减少伴/不伴血管周围出血、也可见于皮肤角质层
肺动脉高压	右心导管确定诊断肺动脉高压
间质性肺疾病	HRCT 证实间质性肺疾病或听诊时可闻及"Velcro"爆裂音
雷诺现象	患者自述或医师报告，在寒冷或情绪刺激后出现的手指或足趾发白、紫绀和缺血后充血的三相皮肤颜色改变，至少需要出现其中两相。出现一相的常表现为苍白
SSc 相关自身抗体	抗着丝点抗体或抗核抗体检测中可见着丝点型；或抗 Scl-70 阳性，或抗 RNA 聚合酶Ⅲ阳性

本病需与其他如硬肿病、嗜酸性筋膜炎、局灶性硬皮病、POEMS 综合征、硬化黏液性水肿、肾源性系统纤维化等疾病相鉴别。

【治疗原则及预后】

1. 一般治疗

对患者进行健康教育非常重要；保暖是针对雷诺现象的重要措施；避免患者紧张、激动；戒烟也非常重要。

2. 糖皮质激素

对控制病情进展作用有限，但对关节炎、肌炎、心包炎、心肌损害和肺间质病变炎症期有一定疗效。因大剂量糖皮质激素应用是系统性硬化症肾危象的危险因素，故使用糖皮质激素相对慎重。

3. 免疫抑制剂

甲氨蝶呤可用于早期的弥漫性系统性硬化症的皮肤病变；环磷酰胺在随机双盲对照试验中证明对皮肤病变有效；霉酚酸酯、硫唑嘌呤、环孢素等也可用于皮肤病变，但效果尚未确证。

4. 雷诺现象的治疗

硝苯地平类钙通道阻滞剂可作为系统性硬化症雷诺现象的一线治疗；静脉给予依前列醇及同类药物可用于严重的系统性硬化症雷诺现象的治疗；静脉注射前列腺素类（尤其是伊洛前列素）可使患者指趾端溃疡愈合，故对活动性指趾溃疡应选静脉用前列腺素类。波生坦对活动性指端溃疡无效，但可预防新溃疡的形成。

5. 肺动脉高压的治疗

系统性硬化症患者肺动脉高压的主要治疗原则是降低肺动脉压、吸氧、抗凝和利尿，心功能不全者可给予强心治疗。目前用于降低肺动脉压的药物主要有钙通道阻滞剂、合成的前列环素及其类似物（依前列醇、贝前列环素钠、伊洛前列素等）、内皮素受体阻断剂（波生坦、西他生坦、安博森坦）、5-磷酸二酯酶抑制剂（西地那非）等。手术治疗包括房间隔切开术、肺移植等。临床医生需要根据患者的具体情况，联合治疗。

6. 胃肠道的对症治疗

质子泵抑制剂可预防硬皮病相关的胃食管反流、食管溃疡和狭窄；促胃肠动力药可用于硬皮病症状性运动障碍；对硬皮病相关细菌过度生长和吸收不良，可经验应用广谱抗生素。

7. 系统性硬化症肾危象的治疗

应用血管紧张素转换酶抑制剂治疗系统性硬化症肾危象是必需的，它能明显改善肾危象患者的生存率。抗高血压治疗的目标是每 24 小时使收缩压下降 10～20mmHg，直到血压在正常范围。卡托普利是一个短效药物，早期调节血压最容易，6.25～12.5mg/8h，可每 12 小时增加剂量，直到血压控制满意。长效的血管紧张素转换酶抑制剂对长期应用更方便。静脉使用前列环素已有报道能增加肾灌注，对血压正常化有帮助。一旦血管紧张素转换酶抑制剂用到足量时，血压控制仍不好，血管紧张素 II 受体阻断剂、α 受体阻断剂或钙通道阻滞剂可以合用。在严重的微血管性溶血性贫血，血浆置换也可应用。2/3 的患者需要血液透析的肾脏支持，其中一半的患者能最终康复不用再透析。

第六章 混合性结缔组织病

混合性结缔组织病（MCTD）是一种血清学上有高滴度的抗 U1RNP 抗体和斑点型抗核抗体（ANA），临床上有雷诺现象、手指肿胀（腊肠样）或全手水肿、多关节痛或关节炎、肢端硬化、肌炎、食管运动功能障碍、肺动脉高压等特征，兼具系统性红斑狼疮（SLE）、系统性硬化症（SSc）、多发性肌炎（PM）／皮肌炎（DM）及类风湿关节炎（RA）的某些混合表现但又不符合上述任一疾病分类标准的疾病。

该病病因及发病机制尚不明确。人类白细胞抗原 HLA‐DRB1*04：01 和 HLA‐DRB*08 与 MCTD 和抗 U1RNP 70kD 抗体强相关，提示遗传学相关因素参与 MCTD 发病。我国 MCTD 发病率不明，发病受基因与环境因素影响。国外报道 MCTD 的平均发病年龄 48.1 岁，女性多于男性，比例为 3.3：1。年发病率为 1.9～3.8 例/10 万人，临床发现 MCTD 并不少见。

【诊断标准】

（一）临床表现

MCTD 患者可表现出的兼具多种结缔组织病（SLE、SSc、PM/DM 或 RA）的临床症状，然而其具有的多种临床表现并非同时出现，重叠的特征可以相继出现，不同的患者表现亦不尽相同。在该病早期与抗 U1RNP 抗体相关的常见临床表现是双手肿胀、关节炎、雷诺现象、炎性肌病和指端硬化等。

1. 早期症状

大多数患者有疲劳、肌痛、关节痛和雷诺现象。若患者出现手或手指肿胀、高滴度斑点型 ANA 时，应仔细随诊。急性起病的 MCTD 较少见，表现包括 PM、急性关节炎、无菌性脑膜炎、指（趾）坏疽、高热、急性腹痛和三叉神经病。不明原因发热可能是 MCTD 最显著的临床表现和首发症状。

2. 雷诺现象与手指肿胀

雷诺现象几乎是所有患者的一个早期临床特征，发生率大于 90%，可先于其他临床表现发生数月至数年。大多数患者的甲褶毛细血管显微镜检查血管襻扩张和缺失的表现与 SSc 患者的表现相同，SSc 模式包括慢性和活动性两种形式。MCTD 表现为慢性形式，表现为伴有不规则扩大或襻环膨大，无或少量毛细血管丢失。MCTD 中的 SSc 模式发生率约为 37%。此类患者预后较差。U1RNP 与雷诺现象相关，其可能直接促成血管病变。MCTD 患者雷诺现象的严重程度较 SSc 轻，较少引起指端溃疡甚至指丢失。

中小血管内膜轻度增生和中层肥厚是 MCTD 的血管病变，也是本病肺动脉高压和肾血管危象的特征性病理改变。血管造影显示 MCTD 患者中等大小血管闭塞的发生率高，且 73% 患者可见"灌木丛型"的形态。

手指肿胀或硬指是 MCTD 中较常见的表现。MCTD 中手指肿胀的发生率为 60%～

94%，16% MCTD 患者以此为初发表现。表现为皮肤增厚、胶原沉积、水肿与 SSc 水肿期改变相似。研究表明肌腱炎和（或）内皮细胞功能异常与手指肿胀相关。

3. 关节与肌肉

关节疼痛和僵硬几乎是所有患者的早期症状之一。多伴有晨僵、对称性多关节病变，大多最先侵犯手、足的掌指关节和指间关节，发生率为 75%~95%。多数无关节畸形改变，但大于 1/3 患者可出现与 RA 相似的侵袭性关节炎。30%~100% MCTD 其 RF 阳性，仅 9% 抗 CCP 抗体阳性。抗 U1RNP 抗体是进展性关节炎的预测因子。HLA-DR4 阳性与 MCTD 中的多关节炎发生相关。

大于 2/3 MCTD 患者合并轻至重度肌炎表现。多数患者没有明确的肌无力、肌电图异常或肌酶的改变。抗 U1RNP 抗体阳性的肌炎对激素敏感。MCTD 相关肌炎的病理改变与炎性肌病不完全相同，其存在免疫球蛋白在肌组织沉积，是一种免疫复合物相关疾病。

4. 肺部

以间质性疾病（ILD）和肺动脉高压（PAH）最为常见。ILD 通常集中在肺基底部和外周分布。CT 最常见的表现是小叶间隔增厚、磨玻璃影、胸膜下线等与 NSIP 表现相似。NSIP 最常见，其次是 UIP、LIP。U1RNP 可能诱导了肺损伤的发生。食道功能异常与 ILD 的发生亦有关。

14%~60% MCTD 患者合并 PAH，与 SSc 相似，为 MCTD 最主要的死因。其他肺部表现为肺血栓栓塞、肺泡出血、膈肌功能障碍和血管炎。

5. 消化系统

64% MCTD 患者有严重的食管功能障碍，50% 患者有远端酸反流异常。食管动力低下是由于胃食管反流继发的疾病引起的吞咽障碍，出现在与 SSc 相关的临床表现的患者中。观察食管上括约肌和下括约肌的功能，食管远端 2/3 的蠕动压力和振幅下降。ILD 发生与食管扩张和严重的食管功能障碍相关，与是否存在酸反流无关。

消化系统少见表现：肠系膜血管炎、结肠穿孔、蛋白质丢失性肠病、急性胰腺炎、腹腔积血、腹泻和慢性肝炎等。另外胃窦血管发育不全亦是 MCTD 公认的并发症。

6. 皮肤表现

皮肤受累在分类标准中提及。在 MCTD 中缺乏关于皮疹的最新数据，既往长期研究发现，13% 患者初期表现为皮疹，皮肤受累的总发病率为 53%。可表现为光过敏、颧部红斑、毛细血管扩张或色素脱失或色素沉着。

7. 血液学的表现

目前还没有关于 MCTD 的血液学改变的最新数据，但较早的研究表明，在疾病过程中常见贫血和白细胞减少。75% 患者有贫血。60% 患者 Coomb's 试验阳性。但溶血性贫血并不常见。75% 患者可有以淋巴细胞系为主的白细胞减少，这与疾病活动有关。血小板减少、血栓性血小板减少性紫癜、红细胞发育不全相对少见。

8. 神经系统表现

三叉神经痛是 MCTD 中最常见的神经系统表现。头痛为常见症状，可为血管性头痛。有些伴发热、肌痛，有些表现类似病毒感染综合征。神经精神异常较少见，近期报道 MCTD 神经源性听力受损发生率高，是健康对照组的两倍。其他神经系统受累包括癫痫样发作、器质性精神综合征、多发性周围神经病变、脑栓塞和脑出血等。

9. 心血管系统

心脏受累发生率为13%～65%，心包炎是心脏受累最常见的临床表现，见于30%～43%患者，出现心包填塞少见。亚临床心脏异常发生率为6%～38%。对照研究显示MCTD患者存在舒张功能异常和动脉硬化的加重。2.1% MCTD患者死于心血管因素。

内皮依赖的血管舒张功能明显受损，在MCTD合并心血管疾病患者中受损更重。MCTD颈动脉内膜–中膜增厚较严重。

10. 肾脏受累

肾受累不在诊断依据中，发生率报道不一（5%～36%）。但研究发现大于20% MCTD患者最终会出现肾脏疾病，最常见的是免疫复合物相关肾病，组织学上表现为膜性肾小球肾炎（GN），亦有肾小球硬化改变的报道。然而，MCTD肾脏受累多为亚临床表现，激素治疗有效，预后良好。但有报道存在肾脏病变的MCTD患者可能合并更多系统受累的表现。抗U1RNP抗体与肾损害无相关。

国外团队研究MCTD肾损害中27%为血栓性血小板减少性紫癜相关性肾病，73%为膜性肾小球肾炎。

（二）实验室检查

1. 间接免疫荧光法显示高滴度ANA，呈斑点型。

2. 双向免疫扩散法、ELISA法可显示高滴度的抗U1RNP抗体。其中抗U1RNP 70kD最常见。研究报道IgM型U1RNP抗体更多见于SLE，而IgG型U1RNP抗体更多见于MCTD。

3. 45%患者AECA阳性，携带此抗体患者易发生肺部病变和自发流产。抗U1RNP抗体可诱导内皮细胞释放致炎细胞因子，在血管病变中起致病作用。

4. 50%患者IgM–RF阳性，尤其是同时伴有抗A2/RA33抗体存在，常与严重的关节炎相关。抗心磷脂抗体（ACL）或狼疮抗凝物（LA）均有报道。在ILD患者中有大于50% MCTD出现抗SSA/Ro52抗体阳性，多数患者伴有高球蛋白血症。

5. 抗Sm抗体阴性。

（三）诊断标准

目前美国风湿病学会（ACR）尚无关于MCTD的分类标准，目前的四个分类标准：Sharp（1987年）、Alarcon–Segovia and Villareal（1987年）、Kasukawa（1987年）和Kahn and Appelboom（1991年）标准。其中Alarcon–Segovia and Villareal标准（表6-1）的敏感性和特异性最佳，Kasukawa标准（表6-2）有助于评判MCTD的进展情况。因此上述两个标准应用更多。

表6–1　Alarcon–Segovia and Villareal 提出的 MCTD 的分类标准

项目	标准
血清学标准	抗U1RNP抗体≥1：1600（血凝法）
临床标准	手肿胀
	滑膜炎
	肌炎（生物学或组织学证实）
	雷诺现象
	肢端硬化

确诊标准：血清学标准及至少3条临床标准，必须包括滑膜炎或肌炎。

表 6 - 2　Kasukawa 提出的 MCTD 的分类标准

项目	标准
常见的症状	1. 雷诺现象 2. 手指或手"肿胀"
血清学标准	抗 RNP 抗体
多方面表现	1. 红斑狼疮样表现 　　a. 多关节炎 　　b. 腺体病 　　c. 颧部红斑 　　d. 浆膜炎（胸膜炎或心包炎） 　　e. 细胞减少（白细胞减少或血小板减少） 2. 硬皮病表现 　　a. 硬指 　　b. 肺纤维化，弥散功能受限或减少＜70% 　　c. 食道蠕动减低或食管扩张 3. 肌炎 　　a. 肌无力 　　b. 肌酶（CK）升高 　　c. 肌电图肌源性损害

　　确诊标准：必需条件：2 种常见症状中至少 1 项，加上抗 U1RNP 抗体阳性，加上多方面表现中 3 类中至少有 2 类中的 1 项或多项表现。

（四）鉴别诊断

MCTD 需与以下疾病进行鉴别：

1. 典型的弥漫性结缔组织病

包括系统性红斑狼疮、系统性硬化症、多发性肌炎、皮肌炎、类风湿关节炎、干燥综合征。

2. 重叠综合征

同时或先后罹患弥漫性结缔组织病其中两种或两种以上者，称为重叠综合征。

3. 未分化结缔组织病

结缔组织病早期阶段仅表现出 1 个或 2 个可疑的临床和实验室特征，如有雷诺现象，伴有或不伴有不能解释的多关节痛和 ANA 阳性。通常不足以诊断任一种明确的弥漫性结缔组织病和 MCTD，在这种情况下，诊断为 UCTD 较为适当。

【治疗原则】

　　没有针对 MCTD 的治疗指南，治疗应个体化、适合病情的严重程度。治疗与其他自身免疫性风湿病相似，因此 MCTD 治疗方法参照系统性红斑狼疮、系统性硬化症、多发性肌炎、皮肌炎、类风湿关节炎的治疗原则。治疗应针对控制症状、早期进行，关注潜在严重临床表现的发生，如 PAH、ILD、心肌炎或其他表现。药物选择源于临床表现。

1. 一般表现

如乏力、发热、关节炎、肌损害、腺体病、一些血液系统改变、非硬皮样皮肤损害和浆膜炎，建议小剂量糖皮质激素（泼尼松 5～10mg/天），或合并抗疟药物联合治疗。合并慢性关节炎、肌炎、皮肤硬化等，除激素治疗外，建议联合甲氨蝶呤治疗。

2. 雷诺现象

轻至中度雷诺现象，一般治疗如手套等保暖、保证身体暖和程度、避免外伤、戒烟等，药物并非必须。如需要用药，可应用抗血小板聚集药如阿司匹林、血管扩张剂如钙通道阻滞剂硝苯地平、α 受体阻断剂如哌唑嗪等。内皮素受体阻断剂可阻止严重并发症如急性肢端溃疡或坏疽的发生，亦可使用前列环素类药物静脉注射治疗。

3. 肺动脉高压

包括支持治疗：氧疗、利尿、低盐饮食、抗凝治疗等。若急性血管扩张药物试验阳性者可使用钙通道阻滞剂；新型药物如前列环素类药物如吸入性伊洛前列素、内皮素受体阻断剂如波生坦、5－磷酸二酯酶抑制剂如西地那非等可改善患者预后。严重病例可考虑行心肺移植治疗。

4. 食管功能障碍

吞咽困难轻者无需治疗；伴胃食管反流者应用质子泵抑制剂，严重者使用抑酸药与促胃肠动力药联合治疗；内科治疗无效者，可采取手术治疗。肠蠕动减退使用胃肠促动药；胃灼热、消化不良可采用升高床的头部、戒烟、减轻体质量、避免咖啡因处理，并应用 H_2 受体阻断药、质子泵抑制剂。

5. 心肌炎

可使用糖皮质激素和环磷酰胺，慎用地高辛。心脏传导阻滞时避免使用羟氯喹。

6. 关节炎

轻者可应用非甾体抗炎药，重症者加用抗疟药或甲氨蝶呤或肿瘤坏死因子（TNF）抑制剂治疗，有报道应用 TNF 拮抗剂出现狼疮样综合征表现。

【预后】

既往认为预后良好，但不尽然。研究发现 MCTD 患者中 1/3 预后良好；1/3 出现病情进展；1/3 经数年免疫抑制剂治疗后方可改善。与 SSc 相似，PAH 是主要死亡原因，故早期诊断至关重要。合并 PAH 患者 1 年死亡率与 SSc 相似，但明显高于 RA、SLE 患者 1 年死亡率。其他重要的死亡原因包括 ILD 和心肌炎。有报道显示 MCTD 死亡患者中，心血管事件、食道蠕动减低、浆膜炎、继发 APS、恶性肿瘤等疾病比率高；存在 ACL、β_2－GP_1、AECA 抗体死亡风险增高。

第七章 类风湿关节炎

类风湿关节炎（RA）是一类以慢性、对称性、多关节炎症为主要表现的系统性疾病，其侵犯的靶器官主要是关节滑膜，也可侵犯浆膜、肺、心脏、血管、神经、眼等组织器官。RA 是最常见的一种自身免疫性疾病，也是关节残疾的主要原因之一。以女性多发，男女发病率之比为 1 : 3 左右。多数患者是在中年后起病，其中以 40 ~ 60 岁间发病最常见。RA 的病因研究迄今尚无定论，多数观点认为 RA 是遗传易感因素、环境因素及个人骨骼肌肉系统、免疫系统紊乱等各种因素综合作用的结果。

【诊断标准】

（一）临床表现

1. 关节症状

关节炎常表现为对称性、持续性肿胀和压痛，常常伴有晨僵。受累关节以近端指间关节、掌指关节、腕、肘、肩、膝和足趾关节最为多见，伴活动受限。最为常见的关节畸形是腕和肘关节强直、掌指关节的半脱位、手指向尺侧偏斜和呈 "天鹅颈"样及 "纽扣花"样表现。需细致检查的具体关节包括双手近端指间关节、掌指关节、双侧腕关节、肘关节、肩关节及膝关节等共 28 个关节，检查内容应包括关节肿胀、触痛、压痛、积液和关节破坏五个方面。

2. 关节外表现

大约有 40% 的 RA 患者出现关节外表现。关节外表现的出现，常提示患者预后不佳，其致死几率较无关节外表现者高，尤其是合并有血管炎、胸膜炎、淀粉样变性和 Felty's 综合征的患者。RA 的关节外表现在男女发病大致相等，可见于各年龄段。

（1）皮下结节　多见于类风湿因子（RF）阳性的 RA 患者，其存在往往提示病情活动且较严重。结节多见于关节伸面受压部位，如肘、指间关节、坐骨和骶骨的凸出部位、枕部头皮以及足后跟腱处。

（2）血液系统异常　RA 患者可出现正细胞正色素性贫血，在患者的炎症控制后，贫血也可以得以改善。在病情活动的 RA 患者常可见血小板增多。当 RA 患者合并脾肿大以及白细胞减少时需考虑 Felty's 综合征，Felty's 综合征患者也可以出现血小板降低。

（3）肺部受累　RA 患者的肺部受累很常见，其中男性多于女性。RA 患者可出现胸膜炎、弥漫性肺间质病变及肺实质疾病。肺间质病变是影响患者预后的重要因素，可积极给予免疫抑制剂治疗。肺实质结节通常无临床症状，多见于 RF 阳性、滑膜炎较为广泛的 RA 患者。RA 患者的尘肺病称为 Caplan's 综合征，多见于过度接触煤尘者，其特征是数个直径大于 1cm 的结节散在肺的外带。经常接触硅和石棉也可引起 RA 患者的尘肺病。

（4）心脏受累　心包炎最常见，常随原发病的缓解而好转。还可出现心脏瓣膜病变、冠状动脉血管炎。同时 RA 本身也是发生心血管事件的独立危险因素。

（5）眼部病变　RA 患者可出现干燥性角结膜炎和表层巩膜炎。其他少见的眼部疾病包括葡萄膜炎、表层巩膜结节病变和角膜溃疡。

（6）神经系统　神经受压是 RA 患者出现神经系统病变的常见原因，最常受累的神经有正中神经、尺神经以及桡神经。

（二）实验室检查

1. 血常规检查

RA 患者的贫血一般是正细胞正色素性贫血，和 RA 的慢性病过程以及药物治疗有关，其程度和 RA 的病情活动度相关。

2. 炎性标志物

RA 患者的红细胞沉降率和 CRP 常升高，并且和疾病的活动度相关，其中 CRP 的升高和骨破坏有一定的相关性。

3. 滑液检查

滑液中白细胞计数为 $(5 \sim 50) \times 10^9/L$，以中性粒细胞为主，约占 $60\% \sim 80\%$。葡萄糖浓度较血清减低。

4. 自身抗体

目前国内检测的 RF 主要为 IgM 型。应明确的是，RF 并非 RA 的特异性抗体，可见于多种疾病中，甚至部分正常人亦可出现。后来新的抗体不断被发现，其中有些抗体诊断的特异性较 RF 明显提高，且可在疾病早期出现，如抗核周因子抗体、抗角蛋白抗体、抗环瓜氨酸多肽抗体以及抗 Sa 抗体等。

5. 影像学检查

X 线、CT、磁共振（MRI）等检查有助于明确本病的诊断、病期和发展情况，在疾病初期应进行包括双腕关节在内的双手及（或）双足 X 线检查，以及其他受累关节的 X 线检查。RA 的 X 线片早期表现为关节周围软组织肿胀，关节附近轻度骨质疏松，继之出现关节间隙狭窄，关节破坏，关节脱位或融合。CT、MR 在 RA 早期病变的诊断意义中逐渐被公认。

（三）诊断标准

RA 的诊断标准目前仍沿用 1987 年的美国风湿病协会（ACR）分类标准（详见表 7-1），满足其中 4 条可诊断为 RA，但该标准不利于疾病的早期诊断。这主要有以下原因：①早期 RA 多数只有关节炎的表现，缺乏影像学的支持；②类风湿因子并非 RA 的特异性抗体；③不少其他疾病早期也表现为关节炎，如系统性红斑狼疮、原发性干燥综合征、血清阴性脊柱关节病，甚至转移瘤、血液系统疾病也可出现关节疼痛。

表 7-1　RA 1987 年 ACR 分类标准

1. 晨僵：关节及关节周围晨僵，不小于 1 小时，持续 6 周
2. 3 个或 3 个以上关节区域的关节炎：14 个关节区域（双侧：近端指间关节、掌指关节、腕关节、肘关节、膝关节、踝关节以及跖趾关节）中至少 3 个区域同时出现关节炎，包括软组织肿胀和关节积液，持续 6 周
3. 手关节炎：腕关节、掌指关节或近端指间关节中至少 1 个区域关节炎，持续 6 周
4. 对称性关节炎：对称关节区域关节同时受累，不限于绝对的解剖对称，持续 6 周
5. 类风湿结节：发现于骨性突起、伸肌表面或关节旁的皮下结节
6. 血清类风湿因子：阳性，该方法必须保证正常对照人群的阳性率不大于 5%
7. X 线影像学改变：手和腕关节的后前位相可见典型的 RA 影像学改变，如骨破坏或明确的受累关节周围的骨质疏松（不包括单独的骨关节炎的相关改变）

鉴于 1987 年 ACR 标准所存在的缺陷，2009 年欧洲风湿病协会（EULAR）与美国风湿病学会共同提出了新的类风湿关节炎诊断标准，新的诊断标准将关注点集中在 4 个方面：关节症状、症状持续时间、自身抗体和血清炎症指标，提高了对早期 RA 诊断的敏感性，也更加强调了对早期 RA 的诊断和干预。但是我们也应该看到，新的标准对 RA 的诊断相对宽松，这就增加了误诊的风险。除了 RA 外，多种风湿性疾病若以关节症状首发或为突出表现时，可能被误诊为 RA，因此在诊断 RA 前需满足以下两个前提：①关节炎或滑膜炎的存在是必备条件：可通过临床表现（关节肿胀和压痛）、超声、MR 检查等证实；②需排除其他疾病所致的关节炎。

（四）鉴别诊断

在 RA 的诊断过程中，应注意与骨关节炎、痛风、反应性关节炎、银屑病关节炎和其他结缔组织病（系统性红斑狼疮、干燥综合征、硬皮病等）所致的关节炎相鉴别，尤其是年青女性出现双手多关节疼痛，即使类风湿因子阳性也需除外系统性红斑狼疮的可能。

【治疗原则及预后】

（一）治疗原则

至今 RA 尚不能被根治，治疗的总原则是进行目标治疗（Treat – to – Target）：①RA 治疗的首要目标是通过控制症状，达到临床缓解，防止躯体结构损害，保证正常的机体功能和社会角色，并尽可能提高患者的远期生活质量。②为了达到治疗目标，根除炎症是最重要的手段。③在治疗过程中，要通过评价疾病的活动性，适时调整治疗，以便有效提高治疗效果。在此过程中需要关注目标治疗中的每一项参数，并努力使其达标。

常用的药物包括对症治疗，主要为非甾体抗炎药（NSAIDs）、改善病情的抗风湿药（DMARDs）、糖皮质激素。

1. 非甾体抗炎药

通过抑制环氧化酶活性，减少前列腺素合成而具有抗炎、止痛、退热、消肿作用。常用的 NSAIDs 有布洛芬、萘普生、洛索洛芬、双氯芬酸、吡罗昔康、美洛昔康、尼美舒利等。由于 NSAIDs 使前列腺素的合成减少，故可出现相应的不良反应，如消化道溃疡、出血、穿孔，肾灌注量减少，外周血细胞减少，凝血障碍，肝功损害等。环氧化酶有两种同功异构体，即环氧化酶 – 1（COX – 1）和环氧化酶 – 2（COX – 2）。选择性 COX – 2 抑制剂（如昔布类：塞来昔布）与传统 NSAIDs 相比，能明显减少严重胃肠道不良反应，但应该注意诱发心血管疾病的可能。必须指出的是 NSAIDs 用药需符合以下原则：品种个体化；剂量个体化；只有在一种 NSAIDs 足量使用 1~2 周后无效才更改为另一种；应避免 2 种或 2 种以上 NSAIDs 同时服用，因其疗效不叠加，而不良反应增多。

2. 改善病情的抗风湿药

该类药物分为传统的非生物 DMARDs 和生物 DMARDs 两大类。

（1）非生物 DMARDs 较 NSAIDs 发挥作用慢，临床症状的明显改善大约需 1~6 个月，故又称慢作用药。它虽不具备即刻止痛和抗炎作用，但有改善和延缓病情进展的作用。在目前所有 DMARDs 中，甲氨蝶呤被认为是治疗 RA 的最基本的药物，各国指南均推荐一经诊断立即给予甲氨蝶呤治疗。常用的 DMARDs 见表 7-2。

表 7-2 治疗 RA 常用的 DMARDs

药物	起效时间（月）	常用剂量（mg）	给药途径	毒性反应
甲氨蝶呤（MTX）	1~2	7.5~15/周	口服 肌注 静注	胃肠道症状、口腔炎、皮疹、脱发，偶有骨髓抑制、肝脏毒性，肺间质变（罕见但严重，可能危及生命）
柳氮磺吡啶（SSZ）	1~2	1000，2~3 次/日	口服	皮疹，偶有骨髓抑制、胃肠道不耐受。对磺胺过敏者不宜服用
来氟米特（LEF）	1~2	10~20，1 次/日	口服	腹泻、瘙痒、可逆性转氨酶升高，脱发、皮疹
羟氯喹（HCQ）	2~4	200，1~2 次/日	口服	偶有皮疹、腹泻，罕有视网膜毒性，禁用于窦房结功能不全，传导阻滞者
硫唑嘌呤（AZA）	2~3	50~150 1 次/日	口服	骨髓抑制、偶有肝毒性、早期流感样症状（如发热、胃肠道症状、肝功能异常）

（2）生物 DMARDs 生物 DMARDs 即生物制剂（BRMs）用于治疗 RA 是近年来风湿病领域的重要进展之一。多种生物制剂如抗肿瘤坏死因子-α、抗 CD20 单抗、抗 CTLA-4（细胞毒 T 细胞活化抗原-4）抗体等都已应用于 RA 治疗的临床实践中。在通常情况下，生物制剂不作为 RA 治疗的首选药物，其应用的指征是经甲氨蝶呤和（或）其他合成的 DMARDs 充分治疗仍不能有效控制病情者，或对传统药物不能耐受者，或起病时即有很强的预后不良指征者，如病情明显活动、类风湿因子/抗环瓜氨酸多肽抗体高滴度阳性、早期出现骨侵蚀、年轻女性等。

3. 糖皮质激素

能迅速减轻关节疼痛、肿胀，在关节炎急性发作或伴有心、肺、眼和神经系统等器官受累的重症患者，可给予短效激素，其剂量依病情严重程度而调整。小剂量糖皮质激素（每日泼尼松 10mg 或等效其他激素）可缓解多数患者的症状，并作为 DMARDs 起效前的"桥梁"作用，或 NSAIDs 疗效不满意时的短期措施，必须纠正单用激素治疗 RA 的观念，用激素时应同时服用 DMARDs。激素治疗 RA 的原则是：不需用大剂量时则用小剂量；能短期使用者，不长期使用；并在治疗过程中，注意补充钙剂和维生素 D 以防止骨质疏松。近年有报道称每日口服泼尼松 7.5mg 可延缓关节破坏。

（二）预后

大多数 RA 患者病程迁延，在病程的 2~3 年内致残率较高，如未能及时诊断和及早合理治疗，3 年内关节破坏达 70%。积极、正确的治疗可使 80% 以上的 RA 患者病情缓解，仅少数最终致残。

目前尚无准确预测预后的指标。通常认为，男性比女性预后好；发病年龄晚者较发病年龄早者预后好；起病时关节受累数多或有跖趾关节受累或病程中累及关节数大于 20 个预后差；持续高滴度类风湿因子阳性、持续红细胞沉降率增快、C – 反应蛋白增高、血中嗜酸性粒细胞增多均提示预后差；有严重全身症状（发热、贫血、乏力）和关节外表现（类风湿结节、巩膜炎、间质性肺病、心包疾病、血管炎等内脏损伤）预后不良；短期激素治疗症状难以控制或激素维持剂量不能减至 10mg/d 以下者预后差。

第八章 幼年特发性关节炎

幼年特发性关节炎（JIA）是儿童时期常见的结缔组织病，以慢性关节炎为其主要特征，并伴有全身多系统的受累，也是造成小儿致残和失明的首要原因。本病临床表现差异很大，可分为不同的类型。病因可能与遗传易感性和外源性环境因素的激发有关。

【诊断标准】

（一）临床表现

1. 全身型（SoJIA）

可发生于任何年龄，但以5岁以前略多见，无明显性别差异。本型的特点为起病多急骤，伴有明显的全身症状。

（1）发热　弛张型高热是此型的特点，骤升骤降，一日内可出现1~2次高峰。

（2）皮疹　也是此型典型症状，具有诊断意义，其特征为发热时出现，随着体温升降而出现或消退。

（3）关节症状　关节痛或关节炎也是本病的主要症状之一，发生率在80%以上。可为多关节炎或少关节炎。

（4）肝脾及淋巴结肿大　可有肝脾肿大，伴有轻度肝功能异常，少数患儿可出现黄疸，多数患儿可有全身淋巴结肿大。

（5）胸膜炎及心包炎　可有胸膜炎或心包炎，但无明显症状，少数患儿可有间质性肺炎。

2. 多关节型

女孩多见，受累关节在5个以上，多为对称性。可先累及大关节及手、足等小关节。后期可出现髋关节受累和股骨头破坏而致髋关节活动障碍。此型中有1/4患儿类风湿因子阳性，多于儿童后期起病，关节症状较重，最终约半数以上发生关节强直变形而影响关节功能。类风湿因子阳性者为类风湿因子阳性型，类风湿因子阴性者为类风湿因子阴性型。

3. 少关节型

受累关节不超过4个。膝、踝、肘或腕等大关节为好发部位，常为非对称性。以女孩多见，常于4岁以前起病。虽然关节炎反复发作，但很少致残。单个膝关节受累的患者，可能由于局部血运较好出现长骨增长过速，一侧肢体较长或骨端增粗。

4. 银屑病性关节炎

关节炎多为非对称性分布，大小关节均可受累（大关节通常为膝关节和踝关节），典型症状为指（趾）炎，足趾较手指及远端指间关节更为显著。受累关节总数局限，多发生于少关节型患儿。15%的银屑病性 JIA 患儿可发生葡萄膜炎。

5. 附着点炎症相关的关节炎

典型病例表现为 6 岁以上男童起病（通常为青春期前及青春期），以骶髂关节、脊柱和四肢大关节的慢性炎症为主。此型的一个显著特点是附着点炎（肌腱或韧带与骨骼的连接点）。髌骨下韧带、跟骨肌腱、插入跟骨的跖腱膜是最常受累部位。关节炎以髋关节、膝关节、踝关节为著，可对称分布亦可呈非对称分布。表现为关节肿痛和活动受限，部分患儿有夜间痛，查体受累关节肿胀、触痛、活动受限。病初脊柱不易受累，但是，部分患儿可能逐渐进展为具有成人强直性脊柱炎典型特点的骶髂关节炎和脊柱炎。查体骶髂关节压痛，髋关节 4 字征阳性。随病情进展，腰椎受累时可致腰部活动受限，Schober 征阳性。

（二）辅助检查

本病无特异的实验室诊断指标，主要是依据临床特征，关键在于除外一些合并有关节症状的疾病。

1. 实验室检查

（1）在活动期大多有中等度低色素、正常红细胞性贫血，白细胞数常增多，疾病活动期有血小板增高。

（2）活动期红细胞沉降率明显增快，C - 反应蛋白大多增高。活动期血清免疫球蛋白增高。在全身型患者可测出循环免疫复合物。

（3）类风湿因子阳性率低，仅见于年龄较大、起病较晚、多关节受累并有骨质破坏的患儿。

（4）抗核抗体阳性率为 40%，多为均质型或颗粒型，滴度多为低至中度，多见于少关节型伴有慢性虹膜睫状体炎的患儿，与关节病变程度无相关性。

（5）关节滑膜液检查：白细胞数可达（5~80）×10^9/L，分类以中性多形核白细胞为主，蛋白增高，糖减低，补体正常或降低。

2. 关节 X 线检查

早期表现为关节附近软组织肿胀、骨质稀疏和骨膜炎。后期可出现关节面破坏和软骨间隙变窄。此种变化多见于多关节型患儿。少关节型患儿即使关节积液达 10~20 年之久，也不发生骨质破坏。寰椎、枢椎半脱位是颈椎最有特征性的改变。还可出现间隙变窄而致融合，此种现象常见于第 2、3 颈椎，偶见椎间盘钙化。

3. CT、MRI、超声波检查及放射性核素扫描

可以发现病变部位和性质。

（三）诊断标准

JIA 的定义是：16 岁以前起病，持续 6 周或 6 周以上的单关节炎或多关节炎（关节炎定义为关节肿胀、积液，或存在下列体征中的 2 项或 2 项以上：①活动受限；②关节触痛；③关节活动时疼痛；④关节表面皮温增高），并除外其他疾病所致。本病的诊断主要依据临床表现。凡全身症状或关节病变持续 6 周以上，能除外其他疾病者，可考虑本病。国际风湿病联盟提出并修订了 JIA 的分类（见表 8 - 1）。

表 8 - 1　JIA 的国际风湿病联盟分类标准（ILAR，Edmonton，2001）

分类	定义	需要排除的情况
全身型 JIA	关节炎≥1 个关节，发热至少 2 周（弛张高热①），至少持续 3 天，伴有以下 1 项或以上的症状： 1. 间断出现的（非固定性的）红斑样皮疹 2. 全身淋巴结肿大 3. 肝和（或）脾增大 4. 浆膜炎②	A. 银屑病或患者或一级亲属有银屑病病史 B. 大于 6 岁、HLA - B27 阳性的男性关节炎患者 C. 患强直性脊柱炎、附着点炎症相关的关节炎、伴炎症性肠病的骶髂关节炎、瑞特综合征或急性前葡萄膜炎，或一级亲属中有上述疾病之一 D. 至少 2 次类风湿因子 IgM 阳性，两次间隔至少 3 个月
少关节型 JIA	发病最初 6 个月 1~4 个关节受累。分 2 个亚类： 1. 持续性少关节型——整个疾病过程中受累关节数≤4 个 2. 扩展性少关节型——病程 6 个月后受累关节数 > 4 个	上述 A、B、C、D、+E E. 有全身型 JIA 的表现
多关节型 JIA（RF 阴性）	发病最初 6 个月，受累关节≥5 个，RF 阴性	A、B、C、D、E
多关节型 JIA（RF 阳性）	发病最初 6 个月受累关节≥5 个；在疾病的前 6 个月 RF 阳性≥2 次，2 次间隔至少 3 个月	A、B、C、E
银屑病性关节炎	关节炎合并银屑病，或关节炎合并以下至少 2 项 1. 指（趾）炎③ 2. 指甲凹陷或指甲脱离④ 3. 一级亲属患银屑病	B、C、D、E
与附着点炎症相关的关节炎	关节炎和附着点炎症⑤，或关节炎或附着点炎症伴以下至少 2 项 1. 骶髂关节压痛或炎症性腰骶部疼痛⑥或既往有上述疾病 2. HLA - B27 阳性 3. 6 岁以后发病的男性关节炎患者 4. 急性（症状性）前葡萄膜炎 5. 一级亲属中有强直性脊柱炎、与附着点炎症相关的关节炎、伴炎症性肠病的骶髂关节炎、瑞特综合征或急性前葡萄膜炎病史	A、D、E
未分化关节炎	不符合上述任何 1 项或符合上述 2 类以上的关节炎	

①弛张热定义为一天中体温峰值可达 39℃，两个峰值之间体温可下降至 37℃。
②浆膜炎包括心包炎、胸膜炎、腹膜炎或同时具备三者。
③指（趾）炎指至少 1 个指趾肿胀，常呈非对称性分布，并可延伸至指趾端。
④任何时候出现 1 个或 1 个以上指甲至少 2 处凹陷。
⑤附着点炎症指肌腱、韧带、关节囊或骨筋膜附着处压痛。
⑥炎症性腰骶部疼痛指腰骶部疼痛伴有晨僵，活动后减轻。

（四）鉴别诊断

（1）以高热、皮疹等全身症状为主者应与全身感染和恶性疾病相鉴别。

（2）以关节受累为主者，除了与风湿热、化脓性关节炎、关节结核、创伤性关节炎等鉴别外，还应与系统性红斑性狼疮、混合性结缔组织病、炎性肠病和银屑病以及血管炎综合征（过敏性紫癜、川崎病）合并关节炎相鉴别。

【治疗原则】

本病的治疗目的在于控制临床症状，抑制全身及关节炎症，维持关节功能和预防关节畸形。

1. 一般治疗

应尽早采取综合疗法。急性发作期宜卧床休息，体育疗法和物理疗法在整个治疗过程中都很重要。

2. 药物治疗

（1）非甾体抗炎药物（NSAIDs）

①萘普生：每日剂量为 15～20mg/kg，一日 2 次。

②布洛芬：每日剂量为 30～40mg/kg，分 4 次口服。

③双氯芬酸钠：每日剂量为 0.5～3mg/kg，分 3～4 次口服。

④塞来昔布：每日剂量为 8mg/kg，1～2 次口服。

（2）缓解病情抗风湿药物（DMARDs） 本类药物作用缓慢，常需数周至数月方能见效。

①羟氯喹：每日剂量为 5～6mg/kg，最大量不超过 200mg/d，1 次顿服。长期服药应监测视力及血常规，注意有无白细胞减少。

②柳氮磺胺吡啶：每日剂量为 50mg/kg，最大量不超过 2g/d。开始时为避免过敏反应宜从小剂量每日 10mg/kg 起始，在 1～2 周内加至足量。副作用包括头痛、皮疹、恶心、呕吐、溶血以及抑制骨髓等。故用药过程中应定期复查血常规。

③沙利度胺：每日最大量 100mg/d。

（3）肾上腺糖皮质激素

①多关节型：对非甾体抗炎药物和病情缓解抗风湿药物未能控制的严重患儿加用小剂量泼尼松 0.1～0.2mg/（kg·d），分次口服。

②全身型：若足量非甾体抗炎药物不能控制发热和关节炎，可加用泼尼松 0.5～1mg/（kg·d），每日＜40mg，1 次顿服或分次服用。一旦得到控制时即逐渐减量而停药。合并心包炎则需大剂量泼尼松治疗，剂量为每日 2mg/kg，分 3～4 次口服，待控制后逐渐减量至停药，或甲泼尼龙冲击治疗，剂量为 10～30mg/（kg·d），每日 1 次，连续 3 日，或隔日 1 次，共 3 次，效果较好。

③少关节型：一般不主张用激素全身治疗，大关节如膝关节大量积液的患儿，可在关节腔内抽液后，注入倍他米松（得宝松）或醋酸曲安奈德。

④虹膜睫状体炎：轻者可用扩瞳剂及激素类眼药水滴眼。对严重影响视力患者，除局部注射激素外，需加用泼尼松每日口服，继以隔日顿服。虹膜睫状体炎一般对泼尼松很敏感，无需服用大剂量，一些患儿服用 2～4mg/d 即能见效。

（4）免疫抑制剂 应用时应定期监测血常规和肝功能。

①甲氨蝶呤（MTX）：剂量为每周 10～15mg/m^2 体表面积，口服，如口服效果不好或出现恶心、呕吐，可改为皮下注射。对治疗多关节型安全有效。

②环孢素：剂量为每日 3～5mg/kg，分 2 次服用。

③来氟米特：体重 <20kg，为 5mg/d；体重 20～40kg，为 10mg/d 口服；体重 >40kg，为 10～20mg/d 口服。

④硫唑嘌呤：每日 1～3mg/kg，每日 1 次，最大剂量 150mg/d。

（5）生物制剂

①抗 IL-6 治疗：托珠单抗（TCZ）是重组人源化抗人 IL-6 受体单克隆抗体，通过抑制 IL-6 与跨膜型 IL-6R 或可溶型 IL-6R 的结合，阻断 IL-6 介导的炎性反应和关节破坏。托珠单抗已通过 CFDA 批准而用于 SoJIA 的治疗。推荐 TCZ 剂量为体重 ≥30kg，每次 8mg/kg，每 2 周 1 次；体重 <30kg，每次 12mg/kg，每 2 周 1 次，均为静脉注射。

②抗 IL-1 治疗：主要用于治疗 SoJIA，包括阿那白滞素及卡那单抗。但目前国内尚无抗 IL-1 制剂。阿那白滞素是一种重组非糖基化人 IL-1 受体阻断剂，能够自然地完整地阻断 IL-1 与细胞表面的受体结合，进而阻止在人体多个器官和组织中表达的 IL-1 的活性。阿那白滞素的起始剂量为每日 1～2mg/kg，每日 1 次皮下注射，最大量为每次 100mg，每日 1 次皮下注射。卡那单抗是 IL-1β 人源化的单克隆抗体，治疗 SoJIA 用法为每月皮下注射 1 次，剂量为 0.5～9mg/kg。

③TNF-α 抑制剂：TNF-α 抑制剂通过阻断或减弱 TNF-α 与其受体的结合、抑制信号通路的激活而发挥作用。目前国内可以选用的 TNF-α 抑制剂有依那西普、英夫利昔单抗和阿达木单抗，推荐用于多关节型 JIA、少关节型 JIA、与附着点炎症相关的关节炎以及银屑病性关节炎患者，因对 SoJIA 的疗效欠佳故不推荐应用于 SoJIA。依那西普是第一个被批准用于治疗 JIA 的 TNF 抑制剂，常用剂量为一周 0.8mg/kg，最大一周 50mg，每周 1～2 次，皮下注射。英夫利昔单抗是人-鼠嵌合抗 TNF-α 单克隆 IgG1 抗体，可以中和游离的以及膜结合的 TNF-α。常用剂量为 3～6mg/kg，第 0、2、6 周使用，此后每 8 周静脉注射一次。阿达木单抗是人源性抗 TNF-α 单克隆 IgG1 抗体。剂量为 24mg/m² 体表面积，最大 40mg，每 2 周 1 次，皮下注射。

3. 矫形手术

第九章　成人斯蒂尔病

成人斯蒂尔病（AOSD）是一种全身性自身炎症性疾病，以高热、一过性皮疹、关节痛和（或）关节炎、咽痛、淋巴结肿大、脾肿大、以中性粒细胞主的白细胞增多、肝功能异常、炎症指标和血清铁蛋白升高为突出表现的临床综合征。目前认为 AOSD 与全身型幼年特发性关节炎（SoJIA）是在不同年龄组发病的同一种疾病。由于某些疾病早期阶段（如肿瘤、感染性疾病、风湿性疾病等）酷似 AOSD 样的特征，故需除外肿瘤、感染以及其他结缔组织病后才考虑其诊断。某些患者即便诊断为 AOSD，也需要在治疗中密切随诊，以进一步除外上述疾病的可能。本病男女患病率相近，散布世界各地，无地域差异。好发年龄为 16～35 岁，亦可见高龄发病。

AOSD 发病机制尚不清楚。目前认为 AOSD 是一种多因素疾病，在多种易感基因的存在下，在多种环境因素影响下，发展为持续的自身炎症状态。发病机制不同，AOSD 的各方面表现不同，因此，AOSD 可分为多种临床亚型，如根据临床特点，被分为系统性和关节型；根据对抗细胞因子治疗的反应进行分型。

【诊断标准】

（一）临床表现

1. 发热

是本病最常见、最早出现的症状，每日 1～2 次。80% 以上的患者呈典型的弛张热型，常高于 39℃，伴或不伴寒战，昼起晨降，未经过退热处理，次日清晨体温可降至正常。

2. 皮疹

是本病的另一个主要表现，约见于 85% 以上的患者。皮疹特点为反复发作性，短暂易消散，呈多形性及多变性，可呈橘红色扁平斑疹或斑丘疹。皮疹主要分布在躯干与四肢，也可见于面部。本病皮疹特征是常与发热伴行，常在傍晚开始发热时出现，次日晨热退后皮疹亦常消失。AOSD 还可见一种呈持续性的红斑皮疹，皮肤活检特征性病理表现为角质形成细胞坏死。

典型的短暂性红斑是非常严重的；持续性红斑多见于面部、颈部、躯干和肢体的伸侧（64%～78%）。组织病理学上，短暂红斑表现为皮肤浅表血管区有炎性细胞浸润；而持续性红斑显示上皮角质形成细胞坏死伴周围炎性细胞浸润。

皮肤另一异常是由于衣服、被褥皱折、戳抓等机械刺激或热水浴，使得相应部位皮肤呈弥漫红斑并可伴有轻度瘙痒，称之为 Koebner 现象，约见于 1/3 的患者。

3. 关节及肌肉症状

关节痛和关节炎发生率分别为 83%～100% 和 51%～94%。往往出现在 AOSD 早期。多关节炎多见，常累及膝关节、踝关节和手关节，其次肘关节，也可侵犯近端指间关节、掌指关节及远端指间关节。发病早期受累关节少，以后可增多呈多关节炎。大约 1/3 患者呈慢性关节炎过程，关节症状持续时间 >6 个月。关节炎和骨侵蚀是发展为慢性关节炎的有力预测因素。AOSD 关节功能预后相对较好，骨破坏常见于腕关节，在腕关节可见骨侵蚀、关节腔变窄、关节骨折和骨强直发生。21 世纪初由于早期诊断和治疗，关节 X 线异常发生率降至 14%～20%。研究报道骨破坏评分（骨侵蚀和关节）增加与 AOSD 患者的血清铁蛋白水平和 DAS28 评分相关。肌肉疼痛常见，约占 80% 以上。多数患者发热时出现不同程度肌肉酸痛，部分出现肌无力及肌酶轻度增高。

4. 咽痛

多数在疾病早期有咽痛，有时存在于整个病程中，发热时咽痛出现或加重。退热后缓解。可有咽部充血，咽后壁淋巴滤泡增生及扁桃体肿大，咽拭子培养阴性，抗生素治疗无效。

5. 肝肿大

肝损伤最常见。肝肿大发生率 10%～30%，其中 50%～80% 发生 AST/ALT 升高，48%～65% 患者 ALP 升高。

6. 其他表现

各器官并发症发生率为：心包炎 10%～20%，胸膜炎 6%～18%，间质性肺炎 0～9%，胃肠道疾病约 20%，肾脏疾病 9%～25%。外周淋巴结和（或）肝脾肿大常见，可见腹痛（少数似急腹症）、中枢神经系统异常、周围神经系统损害。少数患者可出现急性呼吸衰竭、充血性心力衰竭、心包填塞、缩窄性心包炎、弥漫性血管内凝血、严重贫血及坏死性淋巴结病。

7. 巨噬细胞活化综合征（MAS）

AOSD 中 MAS 的发生率为 12%～21%，MAS 的触发因素为：疾病活动（52%）、感染（34%）和药物（4%）。此外，22% sJIA 发病时发生 MAS。MAS 临床特征包括高热、肝肿大、脾肿大、淋巴结肿大、关节肿胀、关节炎和中枢神经系统症状。其中，肝损伤、脾肿大、淋巴结肿大更多见。全血细胞减少、严重高铁蛋白血症、高甘油三酯血症、自然杀伤细胞活性降低和 sCD25 升高对 AOSD 合并 MAS 诊断有重要意义。

（二）实验室检查

1. 血常规

在疾病活动期，80% 以上患者血白细胞计数 $\geqslant 15 \times 10^9/L$，中性粒细胞增高。约 50% 患者血小板计数升高。

2. 骨髓细胞学检查

显示粒细胞增生，胞浆有毒性颗粒及空泡，提示感染性骨髓象。

3. 红细胞沉降率（ESR）及血清 C - 反应蛋白（CRP）

几乎 100% 的患者 ESR 增快，CRP 水平升高。

4. 血液细菌培养

阴性。

5. 肝功能检查

部分患者肝酶增高。

6. 类风湿因子和抗核抗体

阴性（仅少数人可呈低滴度阳性）。

7. 血清铁蛋白（SF）

在疾病活动期显著升高，超过正常值 5 ~ 10 倍以上，其水平与病情活动呈正相关，可作为本病诊断的参考指标。

8. 白细胞介素（IL）－18

IL－18 水平升高对诊断 AOSD 可能有较高的价值，可评价其活动性和严重程度。血清 IL－18 水平与 AOSD 的疾病活动性和严重程度相关，是难治性 AOSD 的一项预测指标。

9. 淋巴结活检

淋巴结组织病理学多为反应性增生（淋巴结炎），其特异性低，但可排除恶性淋巴瘤或感染性淋巴结炎等疾病。

10. 滑液和浆膜腔积液

白细胞增高，呈炎性改变，其中以中性粒细胞增高为主。

11. 放射学检查

有关节炎的患者，可有关节周围软组织肿胀和关节骨端骨质疏松。随着病情发展，可出现关节软骨和骨质破坏，关节间隙狭窄，在腕关节最易见到这种改变。软骨下骨也可破坏，最终可致关节僵直、畸形。

12. MAS

如前期白细胞、血小板升高，逐渐发生血小板或全血细胞减少，应警惕 MAS。发生 MAS 时典型的实验室异常包括全血细胞减少（中性粒细胞计数 $< 1.0 \times 10^9/L$，血红蛋白 $< 10.0g/dl$，血小板计数 $< 100 \times 10^9/L$）、肝酶升高，血清铁蛋白、三酰甘油以及 D－二聚体水平升高。同时，IL－18、可溶性 CD25（可溶性 IL－2 受体）水平升高，CD163 水平升高、自然杀伤细胞活性降低可帮助 MAS 诊断。骨髓细胞学检查诊断 MAS 的敏感性约为 38.9% ~ 60%。但噬血现象与 MAS 的预后转归等无明确相关。

（三）诊断标准

本病无特异性诊断方法，目前被推荐应用较多的是美国 Cush 标准和日本 Yamaguch 标准。

1. 1977 年美国 Cush 标准

（1）必备条件　①发热 ≥39℃；②关节痛或关节炎；③类风湿因子 <1：80；④抗核抗体 <1：100。

（2）另需具备下列任何 2 项　①血白细胞 $\geq 15 \times 10^9/L$；②皮疹；③胸膜炎或心包炎；④肝大或脾大或淋巴结肿大。

2. 1992 年日本 Yamaguch 标准

（1）主要指标　①发热 ≥39℃，并持续 1 周以上；②关节痛持续 2 周以上；③典型皮疹；④血白细胞 $\geq 15 \times 10^9/L$，包括中性粒细胞 ≥80%。

（2）次要指标　①咽痛；②淋巴结和（或）脾大；③肝功能异常；④RF 和 ANA 阴性。

（3）排除　①感染性疾病（尤其是败血症和传染性单核细胞增多症）；②恶性肿瘤

（尤其是恶性淋巴瘤和白血病）；③其他风湿病。

以上指标中符合 5 项或更多，且其中有 2 项以上为主要指标可诊断成人斯蒂尔病，但需要排除其他疾病。

（四）诊断要点

如出现下列临床表现及阳性实验室检查结果，应疑及本病。①发热是本病最突出的症状，出现也最早，典型热型呈弛张热，昼起晨降，一般每日 1~2 次。②皮疹于躯干及四肢多见，也可见于面部，呈橘红色斑疹或斑丘疹，通常与发热伴行，呈一过性。③通常有关节痛和（或）关节炎，早期呈少关节炎，也可发展为多关节炎。肌痛症状也很常见。④外周血白细胞显著增高，主要为中性粒细胞增高，血培养阴性。⑤血清学检查：多数患者 RF 和 ANA 均阴性。⑥多种抗生素治疗无效，而糖皮质激素治疗有效。

（五）鉴别诊断

成人斯蒂尔病的诊断是建立在排除性诊断的基础上的，因此需要与下列疾病进行鉴别。

1. 感染性疾病

要特别注意败血症、组织器官的脓肿和某些病毒感染。

（1）病毒感染　乙型肝炎病毒、风疹病毒、微小病毒、柯萨奇病毒、EB 病毒、巨细胞病毒、人类免疫缺陷病毒等。

（2）细菌感染　亚急性细菌性心内膜炎。脑膜炎双球菌菌血症、淋球菌菌血症及其他细菌引起的菌血症或败血症，结核病，莱姆病（Lyme 病），布鲁杆菌病，梅毒和风湿热等。

2. 其他结缔组织病

RA、SLE、原发性 SS、PM、混合性结缔组织病等，还有血管炎如结节性多动脉炎、韦格纳肉芽肿病、血栓性血小板减少性紫癜、大动脉炎等。这些疾病有各自特点，对于持续有关节炎的患者，定期行 X 线摄片，RF、抗核周因子（APF）、抗角蛋白抗体（AKA）、抗环瓜氨酸肽（CCP）抗体等自身抗体检查除外 RA，并观察 AOSD 是否向 RA 转化，抗核抗体谱（ANAs）、抗中性粒细胞胞质抗体（ANCA）等自身抗体的检查有助于鉴别诊断。

3. 恶性肿瘤

包括白血病、淋巴瘤、恶性组织细胞病等血液系统疾病。AOSD 患者 65% 可出现淋巴结病。骨髓穿刺检查及淋巴结活检虽然在 AOSD 中无特异性，但本病诊断需排除其他疾病，对于反复发作、治疗效果不明显者，一定要多次行骨髓穿刺及淋巴结活检，以减少误诊、漏诊。尤其应注意淋巴瘤。还有报道支气管肺癌、纵隔肉瘤样癌、腹膜后网织细胞肉瘤等。常规体检基础上可予胸部 X 线片、腹部及妇科超声、胸腹部 CT、肿瘤标志物等筛查肿瘤，骨髓穿刺、骨扫描是排除肿瘤的有效手段，必要时辅以胃镜及肠镜等内窥镜检查、正电子发射计算机断层扫描（PET）、淋巴结活检及皮肤活检等病理组织检查。

【治疗及预后】

（一）治疗方案

本病尚无特异性治疗方法，但如能早诊断、合理治疗可以控制发作，防止复发。急性发热期治疗可单独使用非甾体抗炎药（NSAIDs）；对单用 NSAIDs 不缓解，加用糖皮质激素，常用泼尼松 $0.5 \sim 1mg/(kg \cdot d)$；仍不缓解或激素减量复发，加用改变病情抗风湿药物（DMARDs），首选甲氨蝶呤（MTX）；病情控制不满意，在 MTX 基础上联合其他 DMARDs；部分难治或重症患者，可配合糖皮质激素冲击治疗，必要时予生物制剂治疗。缓解后逐个减停 DMARDs，到单予 MTX 维持，同时递减激素用量，过渡到仅予 NSAIDs 治疗，然后停药观察。

1. 非甾体抗炎药

非甾体抗炎药对 AOSD 的疗效在 $0 \sim 13.6\%$ 之间，说明非甾体抗炎药改善 AOSD 症状或病理学改变的作用有限。非甾体抗炎药不能抑制 AOSD 的复发。故推荐 NSAIDs 用于减轻轻度 AOSD 患者的临床症状。可用于 AOSD 患者的一般发热、关节痛和关节炎治疗，亦可用于 AOSD 诊断的前期治疗。约有 1/4 左右 AOSD 患者经合理使用 NSAIDs 可以控制症状，使病情缓解，通常这类患者预后良好。副作用包括胃肠道损害或过敏反应。用药期间要观察药物的不良反应，定期复查血常规及肝肾功能。

2. 糖皮质激素

单用 NSAIDs 无效、症状控制不好的或减量复发者，或有系统损害、病情较重者应使用糖皮质激素。研究报道全身糖皮质激素治疗可显著改善临床症状与临床表现，可降低疾病复发率，但不能阻止关节结构破坏。

（1）剂量及使用方法　常用泼尼松 $0.5 \sim 1mg/(kg \cdot d)$，病情严重者亦有大剂量治疗的报道。待症状控制，病情稳定 1 个月以后可逐渐减量，然后以最小有效量维持。对于危及生命、合并严重脏器损害的重症患者，用甲泼尼龙冲击治疗。通常剂量每次 $500 \sim 1000mg$，缓慢静脉滴注，可连用 3 天。必要时 1~3 周后可重复使用，间隔期和冲击后继续口服泼尼松。

（2）副作用及对应措施　有感染、GIOP、无菌性股骨头坏死、高血压、糖耐量异常、血脂异常的报道。长期服用激素者应注意感染、精神症状、消化道溃疡、高血压、高血糖和骨质疏松等并发症。定期检测血压及血糖，及时补充防治骨质疏松的相关药物，如抑制破骨细胞的二磷酸盐、活性维生素 D。

3. DMARDs

激素仍无法控制病情，或激素减量病情即复发，或关节炎表现明显者，应尽早加用 DMARDs 药物治疗。使用 DMARDs 时首选 MTX；单用 MTX 仍不缓解。或转入以关节炎为主要表现的慢性期时。在此基础上，采用联合其他 DMARDs 的策略。如患者对 MTX 不能耐受或疗效不佳可改用来氟米特（LEF）或其他 DMARDs 治疗，亦可联合用药治疗。用药期间要定期监测血尿常规和肝肾功能。常用的 DMARDs 如下。

（1）甲氨蝶呤　首选，推荐 MTX 与激素联合治疗，可控制临床症状，减少激素用量，对激素抵抗的难治性 AOSD 有效（有效率为 $50\% \sim 70\%$）。口服、肌内注射或静脉注射均有效。口服 60% 吸收，临床多采用每周 1 次给药。常用剂量为一周 7.5 ~ 20mg，个别重症患者可以酌情加大剂量。常见的不良反应有恶心、口腔炎、腹泻、脱发、皮疹，少数出现骨髓抑制、肝功能受损和肺间质病变，也可引起流产、畸胎和影响生育能力。服药期间应定期查血常规和肝功能。

（2）其他药物　环磷酰胺、硫唑嘌呤、环孢素等可用于病情顽固的患者。推荐激素联合 MTX 无效或 MTX 存在禁忌时可考虑应用环孢素治疗，可改善 81% ~ 89% AOSD 患者临床症状。ASD 患者应用柳氮磺吡啶治疗出现副作用、不良反应的发生率较高，建议慎用。

4. 生物制剂

对于激素抵抗及难治性患者可考虑应用生物制剂治疗。推荐 IL - 6 抑制剂、肿瘤坏死因子 - α 抑制剂、白介素 - 1 拮抗剂用于 AOSD 治疗，可以控制症状，减少激素用量，效果持续，IL - 6 受体抑制剂耐受性最好。除此之外，其他生物制剂如阿巴西普和利妥昔单抗亦可用于 AOSD 的治疗。

5. MAS 治疗

采用大剂量糖皮质激素、IVIG、MTX、硫唑嘌呤、环孢素等药物治疗。必要时应用依托泊苷或生物制剂等。

（二）预后

AOSD 病情、病程呈多样性，少部分 1 次发作缓解后不再发作，有自限倾向。而多数患者反复发作。还有慢性持续活动类型，最终表现为慢性关节炎，出现软骨和骨质破坏，与 RA 相似。AOSD 中 MAS 复发率较高（61.9%），但死亡率未见明显升高（9.5%）。需强调指出的是 AOSD 是一种排除性诊断的疾病，至今仍无特定的统一诊断标准。即使在确诊后，仍要长期观察随访，注意转化为例如肿瘤、感染和其他疾病等，从而修订诊断，改变治疗方案。

第十章　脊柱关节炎

脊柱关节炎（SpA）包括一组相互关联的、以骶髂关节和脊柱、外周关节和肌腱端附着点等部位的炎症为特征的疾病，包括强直性脊柱炎（AS）、反应性关节炎（ReA）、银屑病性关节炎（PsA）、炎性肠病性关节炎（IBDA）、幼年脊柱关节炎和未分化脊柱关节炎（uSpA）。本组疾病的共同特征是：①有家族集聚倾向；②与 HLA - B27（以下简称 B27）有不同程度的关联，其中以 AS 和 ReA 尤为密切；③各种脊柱关节炎之间在临床上有某些相似的临床表现单独或重叠存在，如银屑病样皮疹或指甲病变，眼炎，口腔、肠道和生殖器溃疡，尿道炎，前列腺炎，结节红斑，坏死性脓皮病，血栓性静脉炎；④炎性外周关节炎常为病程中的突出表现；⑤无类风湿皮下结节；⑥类风湿因子阴性；⑦有 X 线或其他影像学证实的骶髂关节炎；⑧病理变化集中在肌腱端周围和韧带附着于骨的部位，而不在滑膜，也可发生在眼、主动脉瓣、肺实质和皮肤。

第一节　强直性脊柱炎

强直性脊柱炎是以骶髂关节和脊柱慢性炎症为主的全身性疾病。其特征性病理变化为肌腱、韧带附着点炎症。常见症状为腰背部僵硬或疼痛，活动后可以缓解。晚期可发生脊柱强直、畸形甚至严重功能障碍。本病多见于青壮年，有明显的家族集聚倾向，与 HLA - B27 有很强的相关性，但病因不清楚。AS 呈世界范围分布，是关节疾病中最常见的疾病之一，不同种族中印第安人发病率最高，其次为白种人，黄种人低于白种人，黑种人发病率最低。目前关于 AS 的发病机制尚无定论，但是一般认为本病是具有遗传倾向的多基因疾病，此外环境因素也参与了 AS 的发病。

【诊断标准】

（一）临床表现

AS 起病大多缓慢而隐匿，男性多见，发病年龄多在 10 ~ 40 岁之间，以 20 ~ 30 岁为发病高峰。

1. 关节表现

（1）炎性腰背痛　AS 患者的初发部位在腰部者占 35% ~ 57%，隐匿起病的慢性下腰痛是最具特征性的早期症状，通常在 16 ~ 20 岁出现，为难以定位的钝痛，常感觉在臀部或骶髂区深部。开始为单侧或间断性，数月内逐渐变成持续性、双侧受累，伴下腰区僵硬和疼痛。部分患者的早期症状可以是腰痛，而不是典型的臀部痛。

该症状的常见特点是：静止或休息时疼痛或不适加重，轻度活动后缓解。在夜间，疼痛和僵硬影响睡眠，严重者翻身困难，需要下床活动后方能重新入睡。为了与机械性腰痛相鉴别，此种性质的疼痛被称为炎性腰背痛（IBP）。1977 年，Calin 等第一次设立了 IBP 的标准，它包括 5 个特点：①隐匿性起病；②起病年龄 <40 岁；③背痛的时间≥3 个月；④伴有晨僵；⑤活动后改善。如果符合以上 5 条中的 4 条则考虑为 IBP（敏感性 95%，特异性 76%）。

2009 年，国际脊柱关节炎评价协会（ASAS）组织了 13 名来自欧洲和北美的 AS/SpA 方面的风湿病专家讨论并设立了 IBP 的新标准，包括：①活动后症状改善；②夜间痛；③隐匿性起病；④40 岁以前发病；⑤休息后症状无改善。如果患者慢性背痛 >3 个月，并且符合上面 5 条中的至少 4 条，即考虑为炎性腰背痛，其敏感性为 77%，特异性为 91.7%。

（2）晨僵 AS 患者常常有背部发僵，以晨起为著，轻微活动或热水淋浴后可以减轻。保持一个姿势过久可加重腰痛和僵硬感。患者常有早晨起床困难，起床后腰背疼痛和僵硬可随轻度活动而缓解。严重者夜间会疼醒，有时需要起床轻度活动后方能重新入睡。

（3）外周关节炎 以外周关节炎为首发症状者占 43%，高达 75% 的患者在病程中出现外周关节病变。受累关节以髋、膝、踝关节常见，肩、肘和手足小关节也可累及。在儿童或青少年起病的患者，髋关节受累更常见，其发生率在 17%～36% 之间，常为双侧隐匿性起病，并较其他关节受累更易致残。

（4）肌腱端炎 AS 患者的另外一个突出的临床特点是肌腱端炎，表现为关节外或关节附近骨压痛，可以是本病的早期特点，也可以是部分患者的主要表现。常发生肌腱端炎的部位有胸肋关节、脊柱棘突、肩胛、髂骨翼、股骨大转子、坐骨结节、胫骨粗隆和足跟。胸椎受累，包括肋脊、横突关节及胸肋区、胸骨柄骨关节的肌腱端炎可以引起胸痛并在咳嗽或打喷嚏时加重，有些患者吸气时不能扩胸。颈椎发僵、疼痛和棘突压痛常在发病数年后出现，但部分患者早期出现这些症状。

（5）脊柱强直 AS 患者的脊柱强直主要是由于椎体韧带、椎骨肋骨和胸肋关节的骨化所致，常常导致脊柱的活动度受损，并增加了骨折的风险。脊柱强直是疾病进展的特征之一。某些部位的脊柱强直如腰椎活动度下降被作为诊断标准之一。

（6）骶髂关节炎 骶髂关节炎是强直性脊柱炎的特征之一，常作为诊断标准。X 线片表现为骶髂关节炎是 AS 分类诊断标准中最重要的条件，并且有很高的特异性。然而 X 线片显示骶髂关节炎往往需要 2～5 年的时间，不利于早期发现和诊断。早期的骶髂关节病变在普通骨盆的 X 线片上很难发现。因此如果怀疑早期 SpA，应该选择更敏感的磁共振成像（MRI），MRI 有利于发现骶髂关节早期骨髓水肿，在新的 ASAS 中轴脊柱关节炎的分类标准中已经将 MRI 上显示活动性（急性）炎症高度提示 SpA 相关的骶髂关节炎纳入其中。

（7）前胸壁炎症 前胸壁疼痛是由于胸骨柄关节、胸锁关节和肋胸关节炎所致，常常导致 AS 患者的扩胸度下降，因此，大多数 AS 的分类诊断标准都包含有扩胸度受限。

2. 关节外表现

（1）全身症状 部分患者可以出现轻度全身症状，如厌食、倦怠或乏力等，但这些症状一般不严重，外周关节受累明显者，全身症状更突出。

（2）眼部表现 AS 患者可以有多种关节外表现，包括急性葡萄膜炎（急性虹膜炎），25%~30%的患者可在病程中出现。典型的发病方式为单侧急性发作，主要症状包括眼痛、畏光、流泪、视物模糊。查体可见角膜周围充血、虹膜水肿、病变侧虹膜色素较健侧变淡、瞳孔缩小，如果有后房粘连，瞳孔可能呈不规则状态。

（3）心血管表现　AS患者心血管受累少见，主要病变包括升主动脉炎、主动脉瓣关闭不全和传导障碍。其危险随着年龄、病程以及外周关节炎的出现而增加。

（4）肺部病变　肺部病变是少见的晚期关节外表现，以缓慢进展的肺上段纤维化为特点，平均在AS发病后20年出现。X线检查见索条状或斑片状模糊影，逐渐出现囊性变。

（5）神经系统表现　神经系统受累的表现通常与患者发生脊柱骨折、脱位或马尾综合征有关。骨折常发生在颈椎，如引起四肢瘫痪则危及生命，是最严重的并发症。自发性寰枢关节向前半脱位的发生率大约为2%，主要发生在晚期患者，有外周关节受累者更常见。表现为枕部疼痛，伴或不伴脊髓压迫。马尾综合征在AS患者较少见，晚期患者可出现明显症状如逐渐起病的尿、便失禁、骶部疼痛、感觉丧失和阳痿等表现。

（6）肾脏受累　AS患者继发肾脏的淀粉样变较少见，如表现为蛋白尿和进行性加重的氮质血症应想到淀粉样变性累及了肾脏。合并IgA肾病可引起血尿。

3. 体征

早期AS患者的体征可能很轻微，但常容易在试图过伸、过度侧弯或旋转时发现腰椎有某种程度的受限。有些早期患者骶髂关节炎症状不明显，体格检查可能有助于发现早期骶髂关节病变。

（1）骶髂关节炎的检查　包括骶髂关节定位试验、"4"字试验、骶髂关节压迫试验、骨盆侧压试验等常用检查方法

（2）附着点的检查　由于韧带、肌腱附着骨的部位发炎是该病的特征，因此，胸肋关节、脊柱棘突、肩胛、髂骨翼、股骨大转子、坐骨结节、胫骨粗隆和足跟等部位按压出现疼痛提示该部位有肌腱端炎。

（3）脊柱和胸廓　随着病情进展，脊柱生理曲度逐渐消失。由于椎间韧带钙化、肋胸、肋椎横突关节受累，脊柱、胸廓活动度逐渐减少，胸廓扩张受限，扩胸试验阳性。同时因为腰椎活动受限，Schober试验阳性。

（二）实验室检查

1. 常规检查

AS病情活动期，血常规可见轻度白细胞和血小板增高；红细胞沉降率（ESR）增快和C-反应蛋白（CRP）升高。

2. 免疫学检查

类风湿因子（RF）一般阴性。血IgA轻至中度增高，并与AS病情活动有关。

3. HLA-B27检测

AS患者HLA-B27阳性率达90%左右。

（三）辅助检查

目前用于诊断强直性脊柱炎的影像学检查，不仅包括普通X线，还包括CT扫描和

磁共振扫描（MRI），尤其是磁共振扫描对发现早期的骶髂关节炎是一项非常重要的检查。

1. 骶髂关节

（1）骶髂关节 X 线　多为双侧关节间隙增宽或变窄、软骨下骨板模糊、锯齿样破坏、骨质硬化和增生，晚期出现骨性强直。根据 X 线骶髂关节可分为 0～Ⅳ 级。0 级：正常骶髂关节；Ⅰ级：可疑或轻微的骶髂关节炎；Ⅱ级：轻度异常，局限性骨侵蚀、硬化，关节间隙无变化；Ⅲ级：中度异常，中度或进展性骶髂关节炎，伴有以下一项或多项变化：骨侵蚀、硬化、增宽、狭窄或部分强直；Ⅳ级：严重异常，骶髂关节完全强直、融合，伴或不伴有硬化。

（2）CT 比普通 X 线更敏感，但目前尚无关于骶髂关节炎的 CT 分级。

（3）MRI 比 CT 能更早发现早期的骶髂关节炎，可以在骶髂关节无任何骨质改变时出现骨髓水肿、滑膜炎及肌腱端炎症，目前适合用于早期骶髂关节炎的诊断。

2. 脊柱关节

脊柱病变通常自下而上发展（上行性病变）；少数患者先出现骶髂关节和颈椎病变，而胸、腰椎却正常，呈跳跃性病变。炎症损伤累及椎体纤维环的表层，在椎体角的附着部位引起反应性增生，X 线上表现为密度增高影和随后的骨吸收，导致椎体方形变和纤维层逐渐钙化，形成椎体间骨桥。炎症同时可使骨突关节强直和脊柱韧带钙化，最后脊柱完全融合。在 X 线平片可出现下列改变：

（1）骨炎　韧带附着骨部位的骨侵蚀性改变。

（2）亮角征　韧带附着于椎体上下缘部位的骨硬化。

（3）椎体方形变　为韧带附着于椎体上下缘部位的骨吸收所致。

（4）前韧带骨化　前韧带钙化所致。

（5）竹节样变　椎旁韧带钙化和骨桥形成。

（6）椎间盘炎　椎间隙增宽，相邻椎体骨侵蚀。

（7）手推车辙征　关节突周围骨化融合与棘上和棘间韧带骨化于腰椎正位片上共同构成三条平行的致密线影。

（8）剑征　棘上和棘间韧带骨化则表现为一条脊柱正中垂直致密线影。

3. 外周关节

髋关节受累导致股骨头 X 线改变，在早期表现为股骨头骨质疏松或密度不均匀；中期表现为股骨头或关节面囊状、虫蚀状和锯齿状骨质破坏及软骨下骨硬化、骨赘形成、关节间隙变窄和韧带骨化；晚期表现为关节间隙明显变窄或消失或骨性强直。有肌腱端炎症者表现为肌腱附着处毛糙、骨侵蚀或骨刺形成，常见于耻骨联合、大转子、膝腱和髌腱等部位。

（四）诊断标准

AS 患者常发生在青壮年，40 岁以后发病少见，男性好发。本病的诊断主要线索包括症状、家族史、关节和关节外体征、实验室检查和骶髂关节的影像学表现。目前所广泛采用的诊断标准是 1984 年修订的纽约标准。

1. 临床标准

（1）下腰痛至少持续 3 个月，疼痛随活动改善，但休息后不减轻。

（2）腰椎在前后和侧屈方向活动受限。

（3）扩胸度范围小于同年龄和性别的正常值。

2. 放射学标准

（1）单侧骶髂关节炎 3~4 级。

（2）双侧骶髂关节炎 2~4 级。

3. 诊断

（1）肯定 AS　满足放射学标准和临床标准 1~3 中的任何 1 条

（2）可能 AS　符合 3 项临床标准；或符合放射学标准而不具备任何临床标准，除外其他原因所致骶髂关节炎者

（五）鉴别诊断

1. 机械性腰背痛

AS 的病因不明，早期患者如果症状不典型，容易与机械性下腰痛相混淆。炎性下腰痛与机械性下腰痛的鉴别见表 10-1。

表 10-1　炎性下腰痛和机械性下腰痛鉴别要点

	炎性下腰痛	机械性下腰痛
发病年龄	<40 岁	任何年龄
起病	慢	急
症状持续时间	>3 个月	<4 周
晨僵	>1 小时	<30 分钟
夜间痛	常常	无
活动后	改善	加剧
骶髂关节压痛	多有	无
背部活动	各方向受限	仅屈曲受限
扩胸度	常减少	正常
神经系统查体异常	少见	多见
红细胞沉降率增快	常有	多无
骶髂关节 X 线检查异常	常有	常无

2. 致密性骨炎

多见于生育后女性，可出现骶部隐痛，症状较轻，且与活动和休息无关。X 线片显示骶髂关节一侧受累，典型表现为局限于髂骨面半月形或三角形的均匀性硬化，无关节间隙和骨质破坏改变，以此可与 AS 相鉴别。

【治疗原则及预后】

（一）治疗原则

AS 的治疗目的是减缓疼痛和僵硬感、改善功能、提高生活质量、阻止疾病进展。治疗原则和常见治疗方法包括：

1. 非甾体抗炎药（NSAIDs）

目前治疗 AS 的主要药物之一仍是 NSAIDs，无论是急性发病还是慢性病程中，都

可以用 NSAIDs 来改善脊柱或是外周关节的症状。所有 NSAIDs 均可减缓疼痛（后背痛、骶髂关节痛、外周关节炎引发的疼痛和肌腱端炎症的疼痛）和僵硬感。常见的 NSAIDs 用法和用量见下表 10 - 2。

表 10 - 2　常用 NSAIDs 的使用方法

分类	英文	半衰期（h）	每日总剂量（mg）	每次剂量（mg）	次/日
丙酸衍生物					
布洛芬	Ibuprofen	2	1200 ~ 3200	400 ~ 600	3 ~ 4
萘普生	Naproxen	14	500 ~ 1000	250 ~ 500	2
洛索洛芬	Loxoprofen	1.2	180	60	3
苯酰酸衍生物					
双氯酚酸	Diclofenac	2	75 ~ 150	25 ~ 50	3 ~ 4
吲哚乙酸类					
吲哚美辛	Indometacin	3 ~ 11	75	25	3
舒林酸	Sulindac	18	400	200	2
阿西美辛	Acemetacin	3	90 ~ 180	30 ~ 60	3
吡喃羧酸类					
依托度酸	Etodolac	8.3	400 ~ 1000	400 ~ 1000	1
非酸类					
萘丁美酮	Nabumetone	24	1000 ~ 2000	1000	1 ~ 2
昔康类					
吡罗昔康	Piroxicam	30 ~ 86	20	20	1
烯醇酸类					
美洛昔康	Meloxicam	20	15	7.5 ~ 15	1
磺酰苯胺类					
尼美舒利	Nimesulide	2 ~ 5	400	100 ~ 200	2
昔布类					
塞来昔布	Celecoxib	11	200 ~ 400	100 ~ 200	1 ~ 2
依托考昔	Etoricoxib	22	60 ~ 120	60 ~ 120	1

2. 缓解病情药物

迄今为止仍无一种根治 AS 的特效药，这决定了 AS 的治疗必然是一个长期的过程，因此选用合适的有效药物是保证 AS 患者获得长期治疗的关键。改善病情药物（DMARDs）主要用于缓解疼痛、改善晨僵、改善功能和脊柱活动度。该类药物能够阻止疾病的进展，从而达到控制病情，改善患者的预后，总体上，患者对该类药物耐受良好。治疗 AS 常见的 DMARDs 包括：柳氮磺吡啶（SSZ）、甲氨蝶呤（MTX）、沙利度胺和来氟米特（LEF）等。

（1）SSZ　在治疗 AS 的二线药物中，SSZ 应该是目前使用最为广泛的药物之一。SSZ 是由 5 - 氨基水杨酸和磺胺吡啶通过偶氮键合成的，其抗肠道感染和治疗溃疡性结肠炎的作用早已为世人所公认。由于 AS 与炎性肠病（IBD）之间有很强的相关性，有报道认为超过 60% 的 AS 患者存在肠道炎症状况，因此 SSZ 的抗炎作用机制可能是通过磺胺吡啶抑制肠道中的某些抗原性物质来达到。到目前为止，SSZ 被证实对 AS 患者外周关节炎有效，对脊柱或肌腱端炎无效或效果不佳。目前常规用法和用量：500mg 口服，每日 2 次，每周递增至每日 1.5 ~ 3.0g，分 2 ~ 3 次服用。在接受 SSZ 治疗的 AS 患者中发生的不良反应主要有：腹泻、上腹痛、偶有贫血和白细胞下降，因此建议开始治疗时应每月检查血常规和肝肾功能。

（2）MTX MTX 是一种叶酸抑制剂，可能对 AS 的外周关节炎有一定疗效。目前常规用法和用量：活动期强直性脊柱炎：每周 7.5mg，口服，1 次/周，根据反应可调整到最大剂量为每周 10mg。应用过程中注意 MTX 对血液系统和肝脏的毒性。

（3）沙利度胺 该药具有免疫调节作用，可抑制肿瘤坏死因子 - α，白介素 - 6，白介素 - 1 等炎性因子的产生，对 AS 患者的脊柱和外周关节炎症均有一定疗效。通常用法和用量：50mg，睡前口服，每日一次，每 1 ~ 2 周增加 50mg，直至 150mg/d。用药期间注意事项：鉴于本药对胎儿的不良反应，用药期间应该严格采取有效避孕措施；由本品所致的多发性神经炎尽管发生率低，但仍要提醒患者服用本药期间，一旦出现手足末端麻木和（或）感觉异常，应立即停药。其他不良反应包括口鼻黏膜干燥、头晕、倦怠、嗜睡、恶心、腹痛、便秘、面部浮肿、面部红斑及过敏反应等。

（4）来氟米特（LEF） LEF 是一个低分子量、合成的口服免疫抑制剂，其作用机制是特异性抑制嘧啶的从头合成。由于激活 T 细胞需要大量的嘧啶，而 LEF 可特异性抑制嘧啶的合成，因此可优先抑制 T 细胞的激活和增殖。有外周关节炎的患者可给予 LEF 治疗，常规用法和用量：10 ~ 20mg/d，可与 SSZ、沙利度胺、MTX 等联合应用。主要不良反应包括：过敏反应、白细胞下降、肝功能异常、脱发、腹泻、体重下降等。

（5）肿瘤坏死因子 - α 抑制剂 目前在临床上被广泛用于治疗 AS 的肿瘤坏死因子 - α 抑制剂包括：依那西普、英夫利西单抗、阿达木单抗和戈利木单抗等。上述药物无论是单克隆抗体还是融合蛋白，均是通过抑制肿瘤坏死因子 - α 来达到控制炎症和病情的目的。

①依那西普：依那西普通过与可溶性、膜相关型肿瘤坏死因子及淋巴毒素 - α 相结合，抑制肿瘤坏死因子与细胞表面的肿瘤坏死因子受体相互作用。用法和用量：皮下注射 25mg、2 次/周或 50mg、1 次/周，使用灭菌注射用水稀释。接受依那西普治疗前要排除恶性肿瘤，以及活动性感染包括肝炎、结核等。

②英夫利西单抗：英夫利西单抗通过与可溶性和转膜肿瘤坏死因子相结合，阻止肿瘤坏死因子与细胞表面的肿瘤坏死因子受体相结合而发挥其抗肿瘤坏死因子的生物学作用。中轴受累的 AS 对常规和传统治疗疗效不佳时，或者合并存在眼炎、炎性肠病等关节外表现的 AS 患者适合用英夫利西单抗治疗。用法和用量：分别在第 0、2、6 周按 5mg/kg 体重静脉输注 3 次，以后每 6 ~ 8 周按相同剂量静脉输注；如果到治疗的第 6 周无效，应终止治疗。注意事项：治疗前、治疗期间和治疗后 6 个月都要监测感染，尤其是结核和肝炎。

③阿达木单抗：阿达木单抗与可溶性的肿瘤坏死因子结合进而抑制肿瘤坏死因子与细胞表面的肿瘤坏死因子受体结合以达到其抗肿瘤坏死因子作用。用法和用量：皮下注射，40mg，1 次/2 周。注意事项、禁忌证、不良反应基本同依那西普。

3. 其他治疗

（1）教育　对患者进行疾病知识的教育，使其认识疾病的慢性过程及长期治疗的必要性及治疗过程中的各种注意事项。

（2）锻炼　锻炼在 AS 患者的康复过程中非常重要，应加强脊柱和关节功能的锻炼，以保持关节功能；坚持循序渐进和不间断的合理体育锻炼，如练习深吸气、游泳、颈部和腰部的活动等，有利于保持脊柱的正常生理曲度。

（3）理疗　如温泉浴、热水浴等对于减轻局部炎症、疼痛和僵硬有一定帮助。

（4）重度畸形需要手术治疗　人工关节置换术和脊柱矫形术等。

（二）预后

AS 的病程各种各样，以自发缓解和加重为特征，通常呈良性过程。大部分的患者功能状态和工作能力都能维持正常。但是如果患者发病年龄早、髋关节受累、脊柱强直、对常规治疗疗效欠佳等均提示这些患者病情较重，预后相对较差。

第二节　反应性关节炎

反应性关节炎是一组继发于身体其他部位感染后，由于免疫反应异常而出现的无菌性关节炎。症状不一定与原发病平行，因为关节病变并非病原体直接侵犯所致。一般无关节骨质破坏，不留后遗症。德国医生赖特（Reiter）在 1916 年报告 1 例患者在急性痢疾发作 8 天后出现结膜炎、尿道炎和关节炎三联症，并将此三联症以他本人的名字命名为 Reiter 综合征（RS），后称为赖特综合征。此后将有结膜炎、尿道炎和关节炎三联症的患者称为完全型赖特综合征；将只具备初发感染（如尿道炎、宫颈炎或痢疾）和随后发生关节炎的患者，称为不完全型赖特综合征。此外，赖特综合征还可有发热、口腔溃疡、溢脓性皮肤角化病、漩涡状龟头炎及心脏病变等临床表现。现在完全型和不完全型赖特综合征均与反应性关节炎的概念基本一致，现在均被反应性关节炎替代。

反应性关节炎多发生于 19~40 岁，男女发病率无明显差别，临床表现轻重不一。引起反应性关节炎的常见微生物包括肠道、泌尿生殖道、咽部和呼吸道感染菌群，甚至病毒、衣原体及原虫等。肠道和泌尿生殖道感染引起的反应性关节炎多与易感基因 HLA-B27 有关，HLA-B27 阳性的反应性关节炎患者多呈现慢性或复发性病程，易伴发骶髂关节炎、脊柱炎、虹膜炎等，但该病是一多基因参与疾病。

【诊断标准】

（一）临床表现

反应性关节炎是一种全身性疾病，一般发病较急，临床表现轻重不一，可为一过性单关节炎，也可出现严重的多关节炎，甚至伴有明显的全身症状或眼炎及心脏受累等关节外表现。其主要临床特点为：①发病前有前驱感染史，且前驱感染与继发关节炎的间隔时间为 4 周之内；②自限性经过，急性关节炎通常在 3~5 个月内消退，个别持续 1 年，转为慢性者少，有复发倾向；③典型的关节症状为非对称性、大的持重关节炎症，可伴有肌腱端炎；④关节外表现包括皮肤黏膜病变、眼炎和心脏炎等。

1. 全身症状

反应性关节炎的全身症状可有发热、乏力、全身不适、肌痛等。

2. 关节症状

反应性关节炎的主要症状是关节受累，其程度轻重不一。轻者可仅感关节疼痛，重者则出现明显的多关节炎，甚至活动受限。典型表现是逐渐加重的非对称性下肢为主的单关节或少关节炎，最常受累的关节包括膝、踝、髋关节。肩、肘、腕及手足小关节也可受累。受累关节局部出现红肿、疼痛、皮温增高或伴有皮肤红斑，足小关节可出现腊肠趾样表现。部分患者可有下腰背及骶髂关节部位疼痛

3. 关节外表现

（1）肌腱端炎　是反应性关节炎的常见症状之一，表现为肌腱在骨骼附着点局部的疼痛及压痛。以跟腱、足底肌腱、髌腱附着点及脊柱旁最易受累。

（2）皮肤黏膜病变　在反应性关节炎中较为常见，最具特征性的表现是手掌及足底的皮肤溢脓性角化症，主要见于淋球菌感染等性交后反应性关节炎；部分患者可出现漩涡状龟头炎、膀胱炎及前列腺炎，表现为尿频、尿急、尿痛及血尿等，在女性可以宫颈炎及输卵管炎；此外，还有部分患者可出现结节红斑和口腔溃疡。

（3）肠道病变　肠道感染为反应性关节炎的诱发因素之一。患者于发病前数天至数周可有腹泻史，部分患者在出现关节炎时仍有肠道症状。肠镜检查时可见肠黏膜充血、糜烂或类似溃疡性结肠炎及克罗恩病样外观。但此期患者的便培养多无细菌生长。

（4）泌尿道表现　反应性关节炎患者可有尿频、尿急、尿痛等泌尿系感染症状，且多发生于关节炎之前，但也有很多患者无明显自觉症状。

（5）眼部表现　眼部症状在反应性关节炎常见，可以是本病的首发表现，患者可出现结膜炎、巩膜炎、角膜炎，甚至角膜溃疡、虹膜炎及虹膜睫状体炎。临床表现有畏光、流泪、眼痛、视力下降等。

（6）内脏受累　反应性关节炎一般不引起内脏受累，偶可引起心脏传导阻滞、主动脉关闭不全，个别患者出现蛋白尿及镜下血尿，一般无严重肾损害。

（二）实验室检查

实验室检查对反应性关节炎的诊断并无特异性，但对判断其病情程度、估计预后及指导治疗有一定意义。通常的实验室检查包括：

1. 血液学

ESR 和 CRP 在急性关节炎时期可明显升高，慢性期可降至正常；血常规检查可见白细胞、淋巴细胞计数增高或出现轻度贫血。

2. 细菌学检查

中段尿、便及咽拭子培养有助于发现反应性关节炎相关的致病菌。

3. HLA－B27 的检查

HLA－B27 阳性对反应性关节炎的诊断、病情判断和估计预后有一定参考意义。但是 HLA－B27 阴性不能排除反应性关节炎。

4. 关节液检查

反应性关节炎的关节液中可有白细胞和淋巴细胞增高，黏蛋白阴性，关节液培养阴性。

（三）辅助检查

反应性关节炎的影像学改变一般为关节周围的软组织肿胀或轻度骨质疏松；在肌腱附着点可有绒毛状骨膜反应或骨糜烂；部分慢性病例可发生关节面骨侵蚀、骶髂关节炎（常为单侧）、不典型的非对称性韧带骨赘。

（四）诊断标准

反应性关节炎的诊断主要参照临床表现和实验室检查。对于急性发病的非对称性下肢关节炎应首先考虑本病的可能，结合前驱感染史，并排除其他关节炎，一般可以明确诊断。临床上，除关节炎的特点外，还要注意患者的皮肤黏膜病变、眼炎、肌腱端炎及内脏受累等表现。

诊断反应性关节炎可以参考第三届国际反应性关节炎专题学术会议提出的诊断标准：

（1）以下肢、非对称性少关节炎为突出表现的外周关节炎。

（2）前驱感染的证据　4周前有腹泻或尿道炎（实验室检查阳性有助诊断，但并非必备条件）；无感染的临床症状，则必须有感染的实验室证据。诊断需要具备这两条，同时除外其他已知原因的单关节或少关节炎，如银屑病关节炎、感染性关节炎及晶体性关节炎。

【治疗及预后】

（一）治疗原则

反应性关节炎的治疗原则应强调个体化及规范化的治疗。

1. 一般治疗

反应性关节炎患者应该适当休息，减少受累关节的活动，但又不应完全制动，以避免废用性肌肉萎缩。

2. NSAIDs

为反应性关节炎的首选药物，根据关节炎的程度不同，可选择不同品种和剂型的NSAIDs。

3. 糖皮质激素

一般的关节炎不建议应用长效糖皮质激素治疗，但是对于局部关节炎，可行关节腔内局部糖皮质激素注射治疗，可以快速缓解关节炎的症状；对于合并有虹膜炎或虹膜睫状体炎的反应性关节炎患者在眼科局部处理的基础上，可短期给予中小剂量的口服泼尼松治疗，症状缓解后减量。

4. 改善病情药物

对于那些慢性关节炎或关节炎较重或关节炎反复发作的患者，建议应用改善病情药物，常见的包括 SSZ、MTX 等。

5. 抗生素

对于从尿、便及生殖系统分泌或培养出细菌的患者应该给予一定的抗生素治疗，但一般不主张长期应用抗生素。

（二）预后

反应性关节炎患者一般预后较好。病程多在数周至数月，经过积极治疗，一般患者可以完全恢复正常。本病有复发倾向，肠道、泌尿生殖道及呼吸道感染是复发的直接诱因。

第三节　银屑病关节炎

银屑病关节炎（PsA）是一种与银屑病皮损相关的炎性关节炎，主要表现为非对称性累及四肢小关节，有些患者可累及骶髂关节和（或）脊柱，血清类风湿因子多呈阴性，少部分患者 HLA－B27 为阳性。虽然大多数 PsA 患者的皮肤病变发生在关节炎之前，但是仍有大约15%的患者的关节炎发生在银屑病之前，给诊断带来困难。银屑病和 PsA 具有家族聚集性，与多种基因相关。

【诊断标准】

（一）临床表现

PsA 发病隐袭，但大约 1/3 的患者呈急性发病。约70%的患者皮肤病变先于关节炎数月甚至数年出现，另有15%的患者两者同时发生，部分成人及较多儿童的关节炎出现在皮肤、指甲改变之前。多数患者有银屑病家族史。

1. PsA 关节病变及分型

PsA 通常分为五型，包括：

（1）非对称性少关节炎型　此型最为常见，大约占70%，通常累及的关节数在三个以下，以手和足的远端或近端指（趾）间关节多见。膝、髋、踝和腕关节亦可受累。由于伴发腱鞘炎症，受累的指（趾）可呈典型的腊肠指（趾）。

（2）远端指（趾）间关节炎型　此型为典型的 PsA，通常与银屑病指（趾）甲病变有关，占5%～10%。

（3）残毁性关节炎型　此型是 PsA 最严重、预后最差的类型，占5%左右，受侵犯的趾骨、掌骨或指骨可发生严重的骨溶解。

（4）对称性多关节炎型　此型占15%左右，受侵犯的关节与类风湿关节炎相似。

（5）脊柱受累型　骶髂关节受累见于20%～40%的 PsA 患者。

2. 皮肤病变和指甲表现

PsA 的皮损好发于头皮和四肢伸侧，尤以肘和膝关节伸侧面多见。基本的病变为红色丘疹，逐渐融合成斑片状，表面覆以多层银白色鳞屑，去除鳞屑露出发亮的薄膜，揭去薄膜可见点状出血，即 Auspitz 征。大约80%的 PsA 患者有指（趾）甲病变，特别是远端指（趾）间关节受累者。表现为甲板失去光泽、变浊、增厚、粗糙、甲下过度角化、甲剥离和指（趾）甲出现顶针样小凹陷，是 PsA 的特征性指（趾）甲改变。

3. 关节外表现

系统性受累主要为局限于眼部的炎症，约占30%，表现为结膜炎、虹膜炎、巩膜外层炎和干燥性角结膜炎。和 AS 一样，PsA 还可并发主动脉瓣关闭不全、肺上叶纤维化和淀粉样变，但发生率很低。亦有少数患者可出现发热，甚至是难以控制的高热，对于服用激素，停药反弹者更易出现发热。

（二）实验室检查

PsA 缺乏特异性的实验室检查。类风湿因子的阳性率不超过正常人群。有广泛皮肤病变的患者血尿酸水平增高。其他包括 ESR 增快、血清 CRP 水平增高。HLA - B27 的阳性率在伴有骶髂关节炎的 PsA 患者可高达 60% ~ 90%。

（三）辅助检查

PsA 比较有意义的影像学特点如下：

（1）手和足的小关节的骨性强直，指间关节破坏伴关节间隙增宽，末节指骨基底的骨性增生及末节指骨吸收。

（2）近端指骨变尖和远端指骨骨性增生，两者兼有的变化，造成"带帽铅笔"样畸形。

（3）长骨骨干"绒毛状"骨膜炎。

（4）骶髂关节受累多为单侧。

（5）伴有骨桥的不典型脊柱炎。

（四）诊断标准

PsA 目前有两个分类诊断标准可参考，其中之一是参照 Moll 和 Wright 的银屑病分类标准：①至少有一个关节炎并持续 3 个月以上；②至少有银屑病皮损和（或）20 个以上顶针样凹陷的指（趾）甲改变或甲剥离；③血清 IgM 型类风湿因子阴性（滴度 <1：80）。满足以上 3 条即可诊断为银屑病关节炎，其中关节类型可以是 PsA 中的任何一型。

在 CASPAR（PsA 分类标准）研究小组的国际合作努力下，制定了一个新的 PsA 分类标准（表 10-3）。

表 10-3 PsA 的 CASPAR 标准

炎性关节病（关节、脊柱或肌腱端）加以下表现：
银屑病：现在（2），过去史（1），家族史（1）*，指甲萎缩（1）
类风湿因子阴性（1）
指（趾）炎：现在（1），过去史（1）**
放射线上手足关节旁骨质的新骨形成（1）***

注：满足分类标准必须具备炎性关节病以及其他表现的积分 ≥3 分，该标准的特异性是 98.7%，敏感性为 91.4%。

＊在患者的一级亲属中有银屑病患者。
＊＊风湿病专家记录的。
＊＊＊除外骨赘形成。

（五）鉴别诊断

1. 骨关节炎

对于仅有远端指间关节受累者需和骨关节炎鉴别，银屑病皮损和指甲病变有助于两者的区别。

2. 类风湿关节炎

指（趾）炎及肌腱炎病、银屑病皮肤、指甲改变、银屑病家族史、远端指间关节受累、类风湿因子阴性、脊柱受累、骶髂关节炎以及 X 线片示新骨形成或骨强直等均有助于与类风湿关节炎相鉴别。

3. 其他脊柱关节炎

PsA 的脊柱病变较轻、发生的年龄较晚（30 岁以后）、放射学改变呈非对称性、有银屑病皮损、指甲改变及银屑病家族史等。反应性关节炎、肠病性关节炎和 PsA 有很多共同点。赖特综合征的溢脓性皮肤角化症和脓疱性银屑病在临床和组织学上均非常相似。虽然反应性关节炎可有皮肤过度角质化和指甲改变，但多只见于手掌和足底。没有前驱感染症状、以上肢关节为主和无龟头炎、尿道炎等有利于 PsA 的诊断。

【治疗原则及预后】

（一）治疗原则

1. 常规治疗

目前还没有特效药物，但一般都能很好地控制 PsA 的症状和疾病进展。常规的治疗措施包括：

（1）一般治疗　适当的休息和体育锻炼有利于保持患者的关节功能。

（2）NSAIDs　可以控制多数患者的关节症状。

（3）糖皮质激素　急性少关节炎时可行关节腔内局部注射治疗，但单一关节不宜反复使用。

（4）改善病情药物　对皮损和关节炎均有效，治疗期间要注意监测血、尿常规和肝、肾功能。常见药物包括：①MTX：疗效肯定，一般每周用药剂量为 10～20mg，口服或静脉应用，最好先从小剂量开始，每周递增剂量，治疗 4～6 周起效，疗程根据病情而定，病情好转后可酌情减量至维持量。②SSZ：对中轴型和外周关节炎型均有一定疗效，常规治疗量为 1.0g 口服，2 次/日，可从小剂量每周递增到治疗量。③其他尝试用于治疗 PsA 的药物包括 LEF、环孢素、硫唑嘌呤、金制剂等。

2. 生物制剂治疗

（1）肿瘤坏死因子 - α 拮抗剂　肿瘤坏死因子 - α 是各种炎性关节炎中最主要的介导炎症的细胞因子，是目前最主要的生物治疗靶。使用的肿瘤坏死因子 - α 拮抗剂包括依那西普、英夫利西单抗、阿达木单抗，对 PsA 的皮肤、关节和肌腱病变均有效。

（2）淋巴细胞功能调节剂　目前已在使用和研究的包括 Alefacept、Efalizumab、Abatacept，通过干扰 T 细胞的活性和（或）T 细胞的迁移，对银屑病和 PsA 进行靶向治疗。

（二）预后

一般 PsA 的预后比类风湿关节炎好。有银屑病关节炎家族史、20 岁以前发病、HLA - DR3 或 DR4 阳性、侵蚀性多关节炎和广泛皮肤受累的患者预后较差。

第四节　炎性肠病性关节炎

炎性肠病（IBD）性关节炎广义上是指伴发于有炎性肠道病变的关节炎，通常包括溃疡性结肠炎（UC）、克罗恩病（CD）和惠普尔病及其他肠病。但由于 UC 和 CD 的关节炎具有某些脊柱关节炎的特点，因此 IBDA 通常就特指并发于 UC 和 CD 的关节炎。该病可在任何年龄发病，以青壮年为主，男、女均可发病，约 10%~20% 的 IBD 发生关节炎。IBD 的病因不清，遗传因素、肠道通透性的改变在发病中起了重要的作用。

【诊断标准】

（一）临床表现

1. 外周关节病变

约 10%~20% 的 IBD 患者发生外周关节炎，克罗恩病略多于溃疡性结肠炎。关节炎常常是非破坏性的和可逆性的，但也可发生侵蚀性破坏。关节病变表现为少数关节、非对称性、一过性、游走性关节炎，任何关节均可受累，膝、踝和足等下肢关节多见，其次是肘、腕和指关节等。腊肠指（趾）、肌腱端炎，尤其是跟腱炎和跖底筋膜炎均可见。克罗恩病患者还可出现杵状指和骨膜炎。大多数病例肠道症状发生在关节病变之前或两者同时发生。溃疡性结肠炎患者关节炎发作和肠道病变复发有关。关节炎的严重程度与肠道病变轻重相关，并随结肠切除术或炎性肠病治疗好转而消退。

2. 中轴关节受累

溃疡性结肠炎和克罗恩病的中轴关节受累是同样的。10%~20% 的患者会出现脊柱受累。14% 左右的患者会发生非对称性骶髂关节炎。患者可出现腰背部、胸、颈或臀部疼痛，腰和颈部运动受限，扩胸范围变小。患者的脊柱炎或骶髂关节炎症状与肠道病变程度无关，与 HLA-B27 相关。

3. 肠外和关节外表现

多种皮肤、黏膜、浆膜和眼部病变在炎性肠病可以出现。皮肤病变最常见，占 10%~25%。结节红斑和肠病活动性平行，多见于有活动性外周关节炎患者。坏疽性脓皮病是比较严重的皮肤表现，并不常见，而且与肠病和关节病无关，可能是一种并发症。网状青斑、血栓性静脉炎和小腿溃疡也可伴发。急性炎性肠病还可伴发前葡萄膜炎，多为单侧及一过性，但易复发。葡萄膜炎及中轴关节受累均与 HLA-B27 密切相关。

（二）实验室检查

病情活动时白细胞和血小板增高，ESR 增快，CRP 升高。大便常规可见红细胞和白细胞，潜血试验阳性。半数以上 UC 患者抗中性粒细胞胞浆抗体阳性。50%~70% 的中轴关节病变患者 HLA-B27 阳性。胃肠镜显示肠道病变有助于确立炎性肠病的诊断。骶髂关节炎所见同强直性脊柱炎。

（三）诊断及鉴别诊断

目前尚无 IBDA 的分类诊断标准。具备 CD 或 UC 诊断条件，出现以下肢大关节为主的非对称性关节炎或脊柱炎，伴有或不伴有肌腱端炎、皮肤、眼病变，并排除其他关节炎者即可诊断 IBDA。IBDA 需要与其他脊柱关节炎相鉴别，前者具有明显的肠道炎性疾病有助于与后者进行区别。

【治疗及预后】

（一）治疗

IBD 关节炎的一般治疗原则是控制炎症，消除肠道症状，保护关节功能。尽量选用对肠道有好处，又对关节炎有帮助的药物。

1. NSAIDs 类药物

可改善关节症状，但有胃肠道副作用，应慎重选用。

2. 改善病情药物和免疫抑制剂

SSZ 对溃疡性结肠炎和外周关节炎均有治疗作用，具体用法和用量：500mg 口服，2 次/日，每周递增至每日 1.5～3.0g，分 2～3 次服用，疗程视病情而定。对外周关节炎明显者还可选择 MTX 治疗。中、重度肠道病变患者，也可选择硫唑嘌呤治疗。

3. 糖皮质激素

关节腔局部注射糖皮质激素可以减轻外周关节炎症。对中、重度炎性肠病患者，为控制肠道病变时可全身使用，病情控制后逐渐减量。

4. 生物制剂

肿瘤坏死因子 -α 抑制剂对炎性肠病和关节炎均有迅速而明显的疗效。英夫利西单抗具有抗肠道炎症（尤其是克罗恩病）和抗关节炎作用，而依那西普仅对关节炎有效。

（二）预后

IBDA 可自行缓解，大部分患者预后良好，很少引起关节畸形，但有复发趋势。

第五节　未分化脊柱关节炎

未分化脊柱关节炎（uSpA）是指一组具有脊柱关节炎（SpA）的某些临床和（或）放射学特征，但尚未达到已确定的任何一种脊柱关节炎诊断标准的疾病。uSpA 可能是某种肯定的脊柱关节炎的早期表现，有可能转化为其中的某一疾病。uSpA 是脊柱关节炎最常见的类型之一，其可能的发病机制目前认为与 HLA－B27 有一定相关性。

【诊断标准】

（一）临床表现

1. 全身表现

起病隐匿，可出现晨僵、乏力和体重下降。少部分患者也可出现低到中度发热。

2. 关节表现

（1）炎性腰背痛　腰背痛是最早的症状，可放射到臀区和大腿部，并随卧床休息和不活动而加重，活动后则可减轻。早期患者可有胸痛，可能是肋间肌、胸肋关节、肋椎关节间的肌腱炎症引起。晚期患者则表现为背部、颈部的僵硬和活动度减小。

（2）臀区疼痛　单侧或双侧交替性臀部或臀区疼痛，常提示早期骶髂关节炎。

（3）外周关节炎　受累关节以下肢为主，包括髋、膝、踝和足的小关节，多为非对称性分布，关节症状轻，但膝关节可有大量关节腔积液，甚至出现腘窝囊肿。

（4）肌腱端炎　是最具特征性的表现，多见于跟腱、髌腱和其他肌腱附着部位。局部可有疼痛、肿胀和压痛，炎症严重时还可表现局部发红、发热。其中跟腱附着的跟骨因炎症可致骨破坏或骨赘。当炎症侵及手足指（趾）时，受累的手、足指（趾）可弥漫肿胀，形似腊肠，而称为腊肠指（趾）

3. 关节外表现

uSpA 可有其他脊柱关节炎所伴的各种关节外表现，如发热、口腔溃疡、结膜炎、虹膜炎、龟头溃疡、尿道炎症、上肺纤维化、房室传导阻滞、主动脉返流等表现。

（二）辅助检查

在急性炎症期，可表现出炎症指标的升高，如 ESR、CRP 和血小板的升高，随病情的缓解或静止，可降至正常。HLA－B27 阳性可支持诊断。滑液多是炎症性，白细胞计数在 $2 \times 10^9/L$ 以上，而不超过 $100 \times 10^9/L$。滑膜活检为非特异性炎症改变。

关节 X 线检查显示软组织水肿，关节周围的肿胀。跟腱滑囊的炎症可使跟骨上的可透光脂肪垫消失。跟腱肌腱端炎可见跟骨毛糙或骨刺。除髋关节外，其他外周关节受累一般无骨质侵蚀破坏。对于早期骶髂关节炎，CT 或 MRI 比 X 线检查更敏感，能更早地反映出骨髓水肿、滑膜炎等。

最近超声技术被用于 uSpA 的诊断及治疗，对于肌腱端炎、跖底筋膜炎及滑膜炎的诊断有帮助。

（三）诊断标准

uSpA 是 SpA 最常见的类型之一，通常诊断只需满足采用 ESSG 或 Amor 两种标准中任何一种即可。2009 年 ASAS 又制定了关于外周和中轴型脊柱关节炎的分类诊断标准，如果患者满足其中任一分类标准，即可诊断。

1. 脊柱关节病的 Amor 标准

（1）临床症状或既往史

①夜间腰背痛或晨僵（1 分）。

②非对称性少关节炎（2 分）。

③左右交替的臀区痛，或一侧，或两侧（1 分或 2 分）。

④腊肠指（趾）（2 分）。

⑤足跟痛或其他明确的肌腱附着点炎（2 分）。

⑥虹膜炎（2 分）。

⑦非淋病性尿道炎或宫颈炎，同时或在关节炎发病 1 个月内发生（1 分）。

⑧急性腹泻，同时或在关节炎发病 1 个月内发生（1 分）。

⑨银屑病或龟头炎或肠病（溃疡性结肠炎、克罗恩病）（2 分）。

（2）放射学检查　骶髂关节炎（双侧≥2 级，单侧≥3 级）（3 分）。

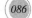

（3）遗传背景 HLA – B27 阳性或一级亲属中有阳性的强直性脊柱炎、Reiter 综合征、葡萄膜炎、银屑病或慢性结肠病（2 分）。

（4）治疗反应 用非甾体抗炎药 48 小时内症状明显改善，停药后又复发（2 分）。

如 12 项条件中积分达 6 分，可诊断为脊柱关节病。

2. 欧洲脊柱关节病研究组提出的分类诊断标准（ESSG）

炎性脊柱痛或滑膜炎（非对称性或下肢关节为主）加上以下至少 1 项：

（1）阳性家族史。

（2）银屑病。

（3）炎性肠病。

（4）尿道炎、宫颈炎或急性腹泻。

（5）交替性臀区痛。

（6）肌腱附着点炎。

（7）骶髂关节炎。

3. 国际脊柱关节炎评价协会（ASAS）中轴型脊柱关节炎分类标准（适用于慢性腰背痛的患者，发病年龄小于 45 岁）

影像学骶髂关节炎加上至少 1 条脊柱关节炎的特点；或 HLA – B27 阳性加上至少 2 条其他的脊柱关节炎的特点

（1）脊柱关节炎的特点 炎性腰背痛；关节炎；跟腱炎；葡萄膜炎；趾炎；银屑病；克罗恩病或溃疡性结肠炎；NSAIDs 治疗有效；脊柱关节病家族史；HLA – B27 阳性；CRP 升高。

（2）影像学骶髂关节炎 MRI 显示的活动性（急性）炎症，高度提示与脊柱关节炎相关的骶髂关节炎；X 线片显示符合修订的纽约标准的明确的骶髂关节炎。

4. 外周型脊柱关节炎的 ASAS 分类标准（适用于慢性腰背痛的患者，发病年龄小于 45 岁）（图 10 – 1）

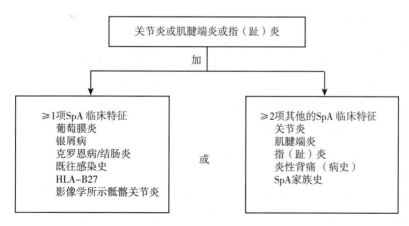

图 10 – 1 外周型脊柱关节炎的 ASAS 分类标准

（四）鉴别诊断

uSpA 主要是与其他脊柱关节炎的诊断进行鉴别。如果掌握了其他脊柱关节炎的临

087

床特点、实验室检查和影像学特征，就不难鉴别。

【治疗原则及预后】

（一）治疗原则

目前对于 uSpA 的治疗方法多参照其他 SpA 的治疗原则。治疗主要针对炎性腰背痛、外周关节炎、肌腱端炎及各种关节外表现。对于炎性腰背痛、外周关节炎、肌腱端炎首选的治疗药物是 NSAIDs，该类药物常可抑制炎症、减轻疼痛、缓解症状；对于 NSAIDs 治疗不满意者，则应考虑使用改善病情药物，如 SSZ、MTX 等；肿瘤坏死因子–α 的抑制剂英夫利西单抗对严重的 uSpA 有肯定的疗效。

（二）预后

部分随访的 uSpA 患者最终发展为确诊的 AS、PsA 等脊柱关节炎。

第六节　幼年脊柱关节炎

幼年脊柱关节炎（JSpA）是指 16 岁以前发病的一组与 HLA – B27 相关的累及中轴关节和外周关节的炎性关节疾病。JSpA 的发病年龄多在 7 ~ 16 岁，多数是男孩，典型表现为非对称性下肢为主的寡关节炎和附着点炎，很少有关节外表现。JSpA 在儿童关节炎中占有相当的比例，在 JSpA 中幼年 AS（JAS）所占比例极少，而分类未定的脊柱关节炎占的比例大，其中大多数最终可能发展为 AS。

对本病的发病机制一般认为与 HLA – B27 相关，但 B 位点上某些等位基因也可能起作用；环境因素一般认为与某些细菌或其他微生物的感染有关。

【诊断标准】

（一）临床表现

JSpA 与成人 SpA 有很多相似之处，但有自己的临床特点。JSpA 仍以男性为多，绝大多数在 8 岁以后发病，发病高峰年龄在 13 ~ 15 岁。临床上多以外周型关节炎为首发症状，亦可以足跟疼痛起病。外周型关节炎多为单关节或少关节非对称分布，受累关节以膝、踝、跖趾、趾间关节及跗骨关节等下肢关节为多，病情进展可累及髋及上肢关节。JSpA 另外一个较常见的表现为肌腱端附着点局部疼痛、肿胀、压痛，部分轻度发红和发热，发病早期多在足底筋膜、跟骨、第 5 趾骨基部、第 1 和第 5 趾骨头附着点。其他如髌骨、胫骨粗隆和大转子附着点也常发生。骶髂关节及腰椎病变可于起病时发生，但多数在起病数月后至数年才出现，典型症状为下腰部及骶部疼痛，活动受限。严重者病变可累及胸椎和颈椎。JSpA 也可有全身症状，如低热、乏力、食欲下降、消瘦和发育障碍等，也可有反复发作自限性虹膜睫状体炎。少数患儿发病前有腹泻或尿道炎病史。部分患儿有 AS、银屑病等家族史。

（二）实验室检查

急性活动性病例常见炎症指标异常，包括 ESR 增快、CRP 升高、血小板增多和轻度贫血等。绝大多数患儿 HLA – B27 阳性，类风湿因子和抗核抗体阴性。

（三）诊断标准与鉴别诊断

目前 JSpA 仍没有自己的诊断标准，而是沿用成人 SpA 的 ESSG 或 Amor 标准。一般 AS 的诊断标准要求有典型的中轴型关节受累症状和放射学检查，而儿童 AS 典型的骶髂关节炎 X 线表现需要在发病数年后，一般认为 12 岁以上才发生，而脊柱病变迟至 25 岁以上，因此很难通过影像学检查做到早期诊断。但以下几点有助于本病的早期诊断：①男性；②儿童后期发病；③反复发作的少关节型关节炎，以下肢大关节为主；④同样疾病的阳性家族史；⑤HLA－B27 阳性；⑥影像学支持骶髂关节炎；⑦合并反复发作性虹膜睫状体炎。

鉴别诊断方面要注意与儿童类风湿关节炎、一些儿童先天性疾病如先天性髋关节脱位等进行鉴别。

【治疗及预后】

（一）治疗

治疗 JSpA 的目的在于缓解疼痛、保持良好的姿势及关节功能和延缓疾病进展。疾病活动期应睡木板床，同时进行关节功能锻炼。疾病静止期应鼓励患儿参加力所能及的体育活动。药物治疗主要是控制炎症、缓解症状、阻止病情进展。主要有以下几类：

1. NSAIDs

各种成人使用的 NSAIDs 也均以较小剂量或参照药物说明书用于儿童。NSAIDs 有抗炎、镇痛、减轻僵硬和肌肉痉挛等作用。使用 NSAIDs 过程中要注意胃肠道等方面的副作用。

2. 改善病情药物

SSZ 目前仍被作为控制 JSpA 病情的有效药物之一而广泛应用。儿童剂量为 30～50mg/（kg·d），每日分 2～3 次服用，从小剂量开始，逐渐增加至足量。用药期间多饮水，注意检查血常规和肝功能。对 SSZ 疗效不佳者，也可换用或加用 MTX 或 LEF。

3. 肿瘤坏死因子－α 抑制剂

在国外，依那西普和阿达木单抗已经被批准治疗多关节炎型的 JIA。依那西普在儿童的剂量为：每周 0.8mg/kg 到每周 50mg，也可以改善生活质量和疾病活动度。对于多关节炎型 JIA，英夫利西单抗的用量为 6mg/kg。

（二）预后

从多年的临床研究看，如果积极治疗，JSpA 的预后相对较好，早诊断、早治疗是关键，但早期诊断的前提是应熟悉 JSpA 是下肢为主的关节炎，多为 8 岁后起病的男孩，可伴肌腱端炎、葡萄膜炎、跗骨炎等关节外表现，可有家族史以及 HLA－B27 阳性等特点。治疗的关键是教育家长鼓励患儿积极进行功能锻炼，合理使用 NSAIDs 及慢作用药，监测药物的副作用，不要过早停用 SSZ 等慢作用药。

第十一章 复发性多软骨炎

复发性多软骨炎（RP）是一种以软骨组织为靶目标的少见多系统自身免疫病。病因不明。免疫机制参与了发病。

【诊断标准】

（一）临床表现

1. 各年龄段均可发病，好发年龄为 40~50 岁，无明显性别差异。

2. 起病可急可缓，病程迁延。全身的症状包括乏力、发热、体重减轻、纳差等。

3. 软骨炎症状

（1）耳 耳廓软骨炎常见，可为首发症状。除不含软骨的耳垂外，外耳的各个部位均可受累，单侧或双侧。表现为耳廓红、肿、热、痛，可以自行缓解，但会复发。反复发作后耳廓变形呈菜花样。中耳受累少见，表现为渗出性中耳炎（伴传导性耳聋）、咽鼓管功能异常及鼓膜异常；耳蜗（表现为感音神经聋）及前庭均可受累，可为首发症状。

（2）鼻软骨炎 表现为鼻梁部红肿痛，但症状常明显。可有无痛性鼻梁塌陷（呈鞍鼻畸形）。

（3）气道软骨炎 可累及喉、气管及支气管软骨，可单部位或多部位累及。喉软骨炎表现为声音嘶哑、刺激性咳嗽，甲状软骨处触痛。严重时可导致气道狭窄致吸气性呼吸困难或窒息而需要气管切开。气管和支气管受累则常为咳嗽、咯痰及呼气性喘鸣；严重的支气管病变可致气管狭窄或塌陷，常继发肺部感染。严重的呼吸衰竭可导致死亡。

气道受累在初期易被误诊，预后差。

（4）关节损害 大小关节均可受累，四肢多见，非侵蚀性。可自发缓解。胸肋关节受累表现为胸痛和局部的压痛。中轴关节受累时易被忽视。

4. 非软骨炎症状

（1）眼部病变 多表现为浅层巩膜炎、巩膜炎，也可表现为结膜炎。角膜炎、视神经炎、视网膜血管炎或各型葡萄膜炎或眶内病变，反复发作者可导致失明。

（2）心血管病变 可表现为心包炎、心肌炎、心内膜炎、心肌梗死或心脏传导阻滞、主动脉根部扩张导致主动脉瓣关闭不全、伴心瓣膜病变。中大动脉受累常见；也可因血管炎而致血栓形成。微小血管病变可累及皮肤或其他器官如肾、脑、内耳、睾丸等。

（3）皮肤损害 皮损形态多样，如口腔溃疡、外阴溃疡、结节性红斑、紫癜、网状青斑、无菌性脓疱、皮肤角化、色素沉着等。

（4）神经系统病变 少数可有中枢神经系统及或周围神经受损症状。如头痛、颅神经麻痹、器质性脑病、多发性单神经炎。

（5）肾脏病变　肾脏受累较少，通常不严重，有显微镜下血尿、蛋白尿或管型尿，反复发作可导致严重肾炎和肾功能不全。

（6）血液系统异常　表现为贫血、血小板减少、白细胞减少等。

（二）辅助检查

1. 实验室检查

无特异性，但有助于伴发病的筛查。

（1）血常规　急性活动期有轻度贫血及白细胞中度增高。

（2）尿常规　少数有蛋白尿、血尿或管型尿。

（3）炎性指标　红细胞沉降率、C-反应蛋白在活动期升高。

（4）生化　少数患者肾功能异常。

（5）血清学检查　自身抗体如 ANA 及 RF 阳性。补体多正常。应注意 ANCA 的筛查。

2. 影像学检查

（1）X 线检查　普通胸片对气管病变显示较差；肺 CT 可见气管、支气管壁厚、钙化及管腔狭窄，严重者气管呈刀鞘样。呼气相时的肺内气体潴留较正常人增加。关节片多无侵蚀性破坏。

（2）PET-CT 检查　所见的对称性、两个以上软骨部位的 18 氟-脱氧葡萄糖高摄取可以作为一个新的诊断条条件。

（3）^{99}锝 MDP 骨扫描　可发现多处受累软骨部位的非特异性放射性浓聚，在胸肋软骨受累时常呈现串珠样改变，无特异性。

3. 内窥镜检查

（1）纤维支气管镜检查　可见黏膜增厚、充血水肿，气管及支气管软骨环消失、管腔狭窄。气道严重狭窄者不宜做气管镜检查。

（2）喉镜检查　可以较好观察后部黏膜及声门下病变。

4. 功能学检查

（1）肺功能测定　肺功能测定显示阻塞性通气障碍，1 秒用力呼气量明显下降，呼吸流速容量环显示呼气峰流速下降、呼气相平台形成。

（2）纯银测听　采用标准的 6 频段纯音测听，必要时参考耳声畸变检测结果。

（3）前庭功能测定　关注半规管功能。

5. 组织学检查

软骨活检：由于病理所见的非特异，目前为非必需。一般不做气管软骨的活检。

（三）诊断标准

推荐 1986 年 Michet 诊断标准。确诊需要具有：①至少 3 个（有证据证实的耳廓、鼻、气道软骨炎）主要标准中的 2 条；或②一条主要标准 plus 至少 4 条（眼炎、前庭功能异常、血清阴性关节炎、听力丧失）次要标准中的 2 条者。

（四）鉴别诊断（表11-1）

表11-1 需要与 RP 鉴别诊断的疾病

RP 临床表现	需要鉴别的非 RP 疾病
耳廓软骨炎	感染、创伤、虫咬、囊性软骨软化、太阳暴晒或冷冻、先天性梅毒
听力下降	老年聋、药物聋、耳部疾病、突聋相关、分泌性中耳炎
前庭疾病	后循环综合征、前庭炎、良性周围性眩晕、梅尼埃病
鼻软骨炎	可卡因成瘾、SLE、麻风、先天性梅毒、GPA、霉菌感染、副球孢子菌病
喉软骨炎（声嘶）	GPA、支气管哮喘、淋巴瘤、咽喉部溃疡
声门下狭窄	气管插管后、淀粉样变、结节病
气道软骨炎	支气管哮喘、COPD、气道淀粉样变、结核病、结节病、GPA、XXX 钙化
肺实质受累	肺间质病变、CTD 相关疾病、
关节炎	类风湿关节炎、反应性关节炎及脊柱关节病
胸痛	肋间神经痛、带状疱疹、不典型骨折、胸膜炎、心绞痛
心、血管受累	梅毒、风心病、系统性血管炎、磷脂综合征
皮肤及黏膜	感染性、过敏性、血管炎性、白塞病、类天疱疮、系统性血管炎
CNS 及视神经炎	NMO、自身免疫性脑炎、后循环综合征、癫痫、脑病、SLE、pSS、APs
巩膜炎	类风湿关节炎、反应性关节炎及脊柱关节病、结核病
突眼	IgG4-RD、淋巴瘤、TAO、系统性血管炎、磷脂综合征
角膜炎	病毒性角膜炎、类风湿关节炎、干燥综合征
葡萄膜炎	各种血管炎、白塞病、磷脂综合征
血液	MDS、淋巴瘤、白血病
前庭疾病	后循环梗死，前庭炎，良性发作性眩晕，梅尼埃病
肾脏	各种肾炎

【治疗】

1. 治疗原则

总目标为：控制及或缓解疾病发作（频率及严重性）、保存及恢复受累器官功能。只有做到早期诊断和早期规范治疗、才能预防不可逆的器官损害发生。

2. 治疗策略

分诱导缓解期和维持缓解期两部分。

（1）诱导缓解期　原则是尽快使病情得到缓解。"积极治疗、达标治疗、个体化治疗"适用于 RP 的治疗。

基本要求：合适的强有力药物、合适的药物种类及剂量、合适的治疗时机、合适的依从性。

（2）缓解维持期　归属慢病管理项目。保持病情稳定及或延缓疾病进展，原则是以"最小药物剂量、最佳疾病控制"达到长期（越长越好）的维持病情缓解。定期随诊中的病情评估及治疗调整。在挽救生命的同时，应关注器官功能的保存。

3. 治疗药物

以"合理的适应证、合理的用药方案、合理的分层治疗"为关键点。

糖皮质激素是主要治疗药物，免疫抑制剂及生物制剂的应用尚需进一步研究和规范。

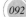

（1）急性期治疗

1）糖皮质激素：起效快，首选。

目的：尽快控制急性发作，减少复发的频率及严重程度。其用法、用量均以 SLE 的使用指南为蓝本，结合病情调整。

口服：起始剂量为 $0.5 \sim 1mg/(kg \cdot d)$，常晨起顿服。

静脉：适用于所需激素剂量较大或需要冲击治疗；尤其适用于有喉、气管及支气管、眼、内耳、神经等累及的急性重症患者，或可局部（联合）使用。

2）免疫抑制剂：常用于激素治疗效果不佳或副作用明显或伴如上严重器官损害者。

目的：配合激素，控制病情进展，减少糖皮质激素用量及副作用。

目前尚没有特别的药物及适应证推荐。CTX、AZA、MTX、LEF、MMF、IRU、CyA、TAC 等均可选用；其使用方法及剂量均参考原始适应证。

①环磷酰胺：环磷酰胺为每日 50mg/d 或隔日 100mg 口服，或每周 400mg 静脉输注，或每 4 周静脉输注 $0.8 \sim 1g$；根据病情调整输注剂量及间隔。

②硫唑嘌呤 $50 \sim 100mg/d$ 或氨甲蝶呤每周 $10 \sim 15mg$ 或环孢素等也可用于本病。

3）生物制剂：用于激素或免疫抑制剂治疗效果欠佳者；多种生物制剂均有应用如 TNF α 抑制剂、IL-6 拮抗剂以及利妥昔单抗等；目前的资料均来自于入选及观察目标不统一的小规模尝试，尚没有统一的疗效结论。

4）其他

①氨苯砜：较少应用。

②丙种球蛋白（IVIG）：可试用于伴感染的急性重症患者，通常 $400mg/(kg \cdot d)$，应用 $3 \sim 5$ 天，国内一般用 20g/d。

③沙利度胺：用于伴皮肤及黏膜病变者。

（2）缓解期治疗　临床症状好转后逐渐减量，以最小维持剂量维持 $1 \sim 2$ 年或更长。

（3）一般治疗　急性发作期应卧床休息，保持呼吸道通畅和清洁。

对症治疗：疼痛及发热可用非甾体抗炎药；如双氯芬酸钠 $25 \sim 50mg$ 每日 3 次，布洛芬缓释剂 300mg 每日 $1 \sim 2$ 次，也可选用其他非甾体抗炎药。

非感染眼部症状：局部应用糖皮质激素。

气道受累：排痰很重要。选用无刺激黏液分泌作用的乙酰半胱氨酸作为祛痰药。

（4）外科治疗　气道狭窄明显者，视情况可行气管切开术，必要时用人工呼吸机辅助通气。局限性气管狭窄可行支架植入，但有再狭窄的可能等。手术麻醉可能会导致有气道受累的患者发生窒息。主动脉瘤及心脏瓣膜病可行手术治疗。

（5）疾病管理　适时进行疾病教育，适当运动，平衡膳食，增强心理适应能力。定期随诊、定期疾病评估、定期进行药物安全性评估，并酌情进行药物调整。预防感染：及时使用适当抗生素等。预防骨质疏松：定期骨密度监测；补充维生素 D 及钙剂。胃肠道保护。血糖、血脂、电解质监测。

第十二章 大动脉炎

　　大动脉炎是主动脉及其主要分支的慢性进行性肉芽肿性炎症。血管病变从外膜开始逐渐波及中层及内膜，累及动脉壁全层，使血管狭窄或闭塞；有时炎症破坏动脉壁中层，导致动脉扩张或动脉瘤。因受累血管部位不同，其临床表现复杂多样。大动脉炎最常累及主动脉弓的主要分支、肾动脉和腹主动脉。临床上最应引起重视的受累动脉是颅内动脉、肺动脉、冠状动脉和肾动脉。一般认为本病在中国、印度、日本和韩国等亚洲国家较为常见（约40/百万人），而欧美国家则少见（3~6/百万人）。本病多发生于青年女性，但青年男性也可患病。男女比例约为1：3~4，发病年龄在1~45岁（平均25~29岁）。

【诊断标准】

（一）临床表现

　　主要包括非特异性炎症和血管狭窄或闭塞后导致的组织或器官缺血。

1. 非特异性炎症表现

　　部分患者在出现组织或器官缺血症状前数周至数月有较为明显的炎症性症状，如乏力、发热、纳差、体重下降、盗汗和月经不调等，部分患者有皮肤结节红斑、受累血管部位疼痛等症状。

2. 组织或器官缺血症状

　　大动脉炎的动脉损害多数是狭窄或闭塞病变，这些病变引起所供血脏器缺血，从而引起相应的临床表现。

　　（1）肢体跛行　肢体动脉的狭窄或闭塞引起肢体的缺血。具体表现就是短时间活动即出现肢体的无力症状，可以是上肢，也可以是下肢；可以单侧，也可以双侧。

　　（2）头痛、头晕　这是大动脉炎常见的症状之一。引起这些症状的原因主要有：高血压和颅内动脉受累，患者可因此出现脑卒中或失明。

　　（3）胸闷、气短　常见原因可能是高血压导致的高血压性心脏病，也可以是主动脉瓣关闭不全，还可能是肺动脉受累，引起肺动脉高压。

　　（4）心绞痛　患者冠状动脉病变的特点是主要累及冠状动脉左主干开口或同时出现三支病变，这使得此类患者心脏病变往往非常严重。患者可因此出现典型心绞痛甚至心肌梗死。

（二）实验室检查

　　主要的实验室特点是炎症指标阳性而缺乏特异性自身抗体。炎症指标异常一般是指急性时相反应物升高，包括 ESR、CRP、血清淀粉样蛋白 A 和穿透素（PTX）-3。

（三）影像学检查

1. 超声检查

　　操作简便，价格亲民，是首选检查手段。常见的病变是动脉的狭窄或闭塞，特征性表现是动脉内中膜（IMT）弥漫、均匀增厚，呈"通心粉"征。

2. 磁共振

能够很好显示动脉管壁病变，无放射性。可定量测量管壁厚度，有利于患者随访和治疗效果评估。

3. CT血管造影（CTA）

官腔病变显示清晰，但不能很好显示管壁病变。影像资料有利于指定手术方案。

4. 正电子发射断层显像（PET/CT）

突出显示动脉炎症范围和程度，但价格昂贵。

根据受累血管部位不同，临床上可分为5种类型。Ⅰ型：头臂动脉型，主要累及主动脉弓及其分支。Ⅱ型：主动脉弓型。Ⅱa型：升主动脉、主动脉弓及其分支受累；Ⅱb型：Ⅱa型+降主动脉受累。Ⅲ型：胸腹主动脉型，主要累及降主动脉及腹主动脉。Ⅳ型：腹主动脉-肾动脉型，腹主动脉和（或）肾动脉受累。Ⅴ型：混合型，Ⅱb型+Ⅳ型。

如果患者有肺动脉受累则表示为+P，如果有冠状动脉受累则表示为+C。

（四）诊断标准

可根据美国风湿病学会（ACR）1990年制定的分类标准（表12-1），符合3项或3项以上者可诊断为大动脉炎，其敏感性为90.5%，特异性为97.8%。

表12-1　美国风湿病学会大动脉炎诊断分类标准

条目	定义
发病年龄≤40岁	40岁以前出现与大动脉炎相关的症状与体征
肢体缺血	活动时一个或多个肢体尤其是上肢出现逐渐加重的无力和肌肉不适
肱动脉搏动减弱	一侧或双侧肱动脉搏动减弱
收缩压差>10mmHg	双上肢间收缩压差>10mmHg
锁骨下或主动脉区杂音	一侧或双侧锁骨下动脉或主动脉区可闻及血管杂音
血管造影异常	主动脉及其分支、上下肢大血管的局灶或阶段性狭窄或闭塞，除外动脉硬化、动脉纤维肌肉发育不良等病因

2018年，国际血管炎诊断标准协作组（DCVAS）提出了新分类标准（草案），内容如下：

诊断时年龄<60岁，有血管炎的影像学证据，且诊断为血管炎的患者，达到以下内容的5分（表12-2），可以考虑大动脉炎。

表12-2　DCVAS新分类标准

项	目	评分
临床特征	女性	+1
	血管炎引起的心绞痛或缺血性心脏疼痛	+2
	上肢或下肢跛行	+2
血管体征	动脉杂音	+2
	上肢脉搏减弱	+2
	颈动脉搏动减弱或压痛	+2
	双上肢收缩压差≥20mmHg	+1

续表

项　目		评分
血管造影和超声检查	受累动脉数目（3 选 1）	
	1 个动脉	+1
	2 个动脉	+2
	3 个及以上动脉	+3
	成对的分支动脉血管炎	+1
	腹主动脉受累伴肾动脉或肠系膜动脉受累	+3

（五）鉴别诊断

1. 巨细胞动脉炎

两者均为大血管炎，特别是与大动脉炎的头臂型所累及的血管部位一样，但巨细胞动脉炎患病年龄大于 45 岁，常合并有风湿性多肌痛。

2. 白塞病

常有大动脉受累，瘤样扩张或动脉瘤更突出。但同时伴有其他相应的临床表现，如口腔和外阴溃疡、虹膜炎或葡萄膜炎、下肢结节红斑、针刺反应等。

3. 动脉粥样硬化病变

可引起肢体动脉狭窄或闭塞，并可累及主、肾动脉开口处，但全身炎症反应轻，无发热，红细胞沉降率正常。

【治疗原则和预后】

（一）治疗原则

1. 活动期治疗

（1）糖皮质激素　仍然是目前活动期治疗最有效的药物，推荐的起始剂量为泼尼松 $1mg/(kg \cdot d)$，在保持病情缓解的情况下逐步减少激素剂量，一般在 3 个月的时候激素减至 $10 \sim 15mg/d$。应用激素的同时要注意预防"糖皮质激素诱导的骨质疏松（GIOP）"。有的患者在激素减量期间出现疾病复发，这时候就要加用缓解病情的慢作用抗风湿药（DMARDs）以辅助激素减量。

（2）传统 DMARDs 药物（cDAMARDs）

甲氨蝶呤（MTX）：MTX 每周 $10 \sim 15mg$ 可以减少激素的累积剂量并降低复发率。

环磷酰胺（CYC）：冲击治疗可使患者达到影像学表现缓解。CYC 可以和 MTX 联合使用。

来氟米特：$20mg/d$，有助于减少激素剂量，并达到影像学表现缓解。

吗替麦考酚酯：应用 MMF $2g/d$ 患者可以临床获益。

应用激素和免疫抑制剂过程中请注意监测其副作用，如激素易引起向心性肥胖、血糖升高、易感染（特别是结核菌感染）等不良反应；免疫抑制剂易引起骨髓抑制、肝酶升高等。

（3）生物制剂（bDMARDs）　包括肿瘤坏死因子拮抗剂（TNFi）和白细胞介素（IL）-6 受体拮抗剂，均有利于控制病情和激素减量。

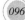

2. 稳定期治疗

激素可以考虑减停，也可以低剂量维持。上述 DMARDs 药物应继续使用。根据病情，可以考虑下述治疗：

（1）抗血小板治疗　肠溶阿司匹林 50～100mg，每日 1 次。

（2）介入性治疗　当动脉急性炎症控制后，如果出现锁骨下动脉、胸腹主动脉、肾动脉、髂动脉和冠状动脉明显的局限性狭窄，引起脑、心脏、肢体相应缺血，对有介入治疗的指征者，应选用介入治疗，可获得较好的疗效。

（3）外科治疗　部分血管严重狭窄或病变范围较广，如颈动脉明显狭窄引起脑供血不足、晕厥、视力障碍等，可行升主动脉－颈动脉血管重建术。较大的狭窄或动脉瘤也需手术治疗。

（二）预后

本病预后取决于血压控制及重要脏器受累情况。高血压是主要预后不良因素。心脏受累是导致患者死亡的主要因素。

第十三章　巨细胞性动脉炎

巨细胞性动脉炎（GCA）又称颞动脉炎（TA），是一种原因不明的大血管炎，受累血管以主动脉的 2～5 级分支为主，80%～90% 的患者颅外动脉受累，常侵犯颞动脉，故称颞动脉炎。GCA 好发于 50 岁以上者，男女发病比为 1∶（2～4），欧美白种人多发。临床表现因受累血管不同而表现各异，典型者有头痛、间歇性下颌运动障碍及视力受损，病理表现为血管壁的肉芽肿炎性改变。发病机制不清，研究发现与为多基因致病，包括感染、遗传易感性和年龄都是发病因素。

【诊断标准】

（一）临床表现

1. 全身表现

本病起病缓慢，可持续几周至几个月。早期症状可有乏力、食欲不振、发热、体重下降等。发热一般无规律，多为中、低度热，偶有患者体温达 39℃ 以上。

2. 头痛

发生率约 70%，有特异性，常见于病程早期或首发症状，头痛多位于一侧或双侧颞部，也可出现枕部和前额痛。疼痛常为持续性，也可为间歇性，疼痛明显，常呈刺痛、烧灼痛或钝痛。头皮触痛较明显，尤其在颞动脉走行区。有时颞动脉屈曲怒张、搏动增强，可出现沿颞动脉分布的头皮结节、红斑。头部症状主要是由血管炎症和狭窄导致供血不足所致，尤其以颞动脉受累表现突出。

3. 眼部表现

眼部表现多样，发生率为 25%～50%，常出现复视、上睑下垂和失明。眼肌麻痹是导致复视、上睑下垂的主要原因。眼动脉、后睫动脉受累导致视网膜缺血而至失明，也是颞动脉炎最严重并发症，发生率约 15% 左右。单侧或双侧失明可为首发症状，也可以在病程中出现，常于头痛后出现，呈无痛性，起初表现为视物模糊、视野缺失，24～48 小时后可进展为完全失明。

4. 颌运动障碍

因血管缺血引起咀嚼肌疼痛、无力而出现的间歇性运动障碍，这也是本病的典型现象。患者表现为进食或谈话中间，突然中断颌部活动，必须休息片刻，疼痛及无力症状缓解后才能继续活动。也有患者出现口吃、发音不清甚至吞咽困难。间歇性运动障碍也可发生于其他肌群，如四肢，可引起四肢间歇性活动障碍。

5. 大血管受累

大约 10%～15% 的患者有主动脉及其分支，如颈动脉、腋动脉、肱动脉等受累。可出现一侧或双侧上肢无力、无脉及缺血的表现，颈部及锁骨下可闻及血管杂音，夹层动脉瘤破裂是患者死亡的原因之一。

6. 神经系统表现

发生率为 30%，由于颈内动脉及椎基底动脉的狭窄和栓塞，可引起脑梗死、短暂脑缺血发作、听力减退。周围神经病变包括单神经炎或周围多神经病变，可累及四肢。

7. 其他表现

冠状动脉受累可出现冠心病样心绞痛、心肌梗死甚至死亡。肠系膜血管受累可致腹痛、肠出血、穿孔坏死。40%～60%的巨细胞动脉炎患者伴有风湿性多肌痛。

（二）诊断标准

发病年龄在 50 岁以上，表现有新发的头痛、短暂的或突发的失明，既往有风湿性多肌痛病史，不明原因的发热或贫血，并伴有红细胞沉降率增快，应考虑本病的可能，确诊有赖于颞动脉活检。1990 年美国风湿病学会系统性血管炎组提出了巨细胞动脉炎新的诊断（分类）标准（表 13－1），如具备标准中的 3 项或以上可考虑为巨细胞动脉炎，其敏感性为 93.5%，特异性为 91.2%。

表 13－1　美国风湿病学会巨细胞动脉炎诊断（分类）标准

条件	定义
发病年龄≥50 岁	在 50 岁以上出现症状或阳性体征
新发头痛	新发生或与过去不同类型的头痛
颞动脉异常	颞动脉触痛、搏动减弱，与颈动脉粥样硬化无关
红细胞沉降率增高	红细胞沉降率≥50mm/h（魏氏法）
动脉活检异常	动脉活检示动脉炎症、伴有大量单核细胞浸润及肉芽肿性炎症，通常有多核巨细胞

另外，在 1994 年美国的 Chapel Hill 召开的血管炎会议上制定了新的巨细胞动脉炎分类标准：累及主动脉及其分支的肉芽肿性动脉炎，好发于颈动脉的颅外分支；常有颞动脉受累。一般年龄大于 50 岁，且常伴发风湿性多肌痛。目前临床上主要根据这两个分类标准来诊断巨细胞动脉炎。

（三）鉴别诊断

（1）巨细胞动脉炎应与多发大动脉炎鉴别，两者受累血管均为主动脉及其分支，但巨细胞动脉炎更易累及颞动脉，发病年龄大于 50 岁，部分患者伴有风湿性多肌痛。

（2）其他原因导致的视觉丧失应与巨细胞动脉炎鉴别，如动脉粥样硬化诱导的血栓栓塞性疾病，或胆固醇栓子造成的视觉丧失，均有相应的原发病临床表现。

【治疗原则及预后】

（一）治疗原则

1. 糖皮质激素

是最有效的治疗药物，常用剂量泼尼松每天 0.7～1mg/kg，1～2 天即可缓解症状，1 周内可基本消除所有症状，用药 1 个月可使临床症状及实验室指标均恢复正常，此时即可开始激素减量，减量过程应缓慢，一般 1～2 周减总量的 10%。2～3 个月后如病情稳定可改为隔日口服以减少副作用。

2. 免疫抑制剂

为减少糖皮质激素的用量，可加用甲氨蝶呤、硫唑嘌呤和环磷酰胺等，但效果有待确定。

3. 辅助治疗

应同时给予抗凝及抗血小板治疗；老年人用糖皮质激素的同时注意抗骨质疏松的治疗。注意监测血压和血糖。

（二）预后

一般预后较好，早期及时治疗对预后很重要，可明显降低严重并发症的发生。

第十四章　风湿性多肌痛

风湿性多肌痛（PMR）是一种炎症性疾病，特征是严重的疼痛和僵硬，影响患者双侧肩部和上肢近端。颈部疼痛和僵硬也很常见，少见症状是影响骨盆带和大腿的近端。患者可有晨僵 > 1 小时，有非特异症状乏力和不适。该病男女均可发生，女性略多；通常发生于 50 岁以上的患者，发病高峰是 70 ~ 79 岁。

【诊断标准】

（一）临床表现

1. 肌痛

肌痛是本病的典型表现。主要是肩带肌的疼痛、僵硬和活动受限。多数起病迅速，持续数天。一般为双侧受累，休息时疼痛明显，有时影响睡眠。随病情发展，逐渐累及骨盆带肌、大腿及颈部肌肉。查体可有肌肉压痛，但没有肌无力。可伴有关节疼痛，较弥散，无明确压痛点。

2. 晨僵

晨僵明显，可持续 1 ~ 2 小时，肌肉疼痛和晨僵影响患者活动。本病则因近端肌群受累，出现起床、上车、从椅子上站起、梳头等动作困难。

3. 一般症状

不适、低热、乏力等，有时伴有纳差、体重下降。

（二）实验室检查

（1）血液检查　急性时相反应物明显升高。红细胞沉降率（ESR）及 C - 反应蛋白（CRP）增高，ESR 常增快 50mm/h 以上，且与病情活动性相一致。有效治疗后 CRP 一般在一周内降至正常，而 ESR 下降缓慢，需 1 ~ 2 个月或更长时间。ESR 和 CRP 再次升高常预示病情反复。血清淀粉样蛋白（SAA）也可升高。贫血、血小板升高较常见，经治疗血小板可恢复正常。碱性磷酸酶升高常见，30% 患者中度肝功能受损。抗核抗体和其他自身抗体及类风湿因子通常均为阴性。血清肌酸激酶以及其他反应骨骼肌损害的酶水平正常。

（2）肌电图、肌肉活检正常，或仅表现轻度废用性肌萎缩。

（3）肩、膝或髋关节可有少量滑膜腔积液，为非特异性炎症反应。

（三）影像学检查

影像学检查有助于发现 PMR 相关的滑囊炎。超声和磁共振（MRI）检查可发现双侧肩峰下滑囊炎、三角肌下滑囊炎和转子滑囊炎，PET/CT 也能够提供滑囊炎证据。

（四）诊断标准

PMR 的诊断主要依据美国风湿病学会（ACR）和欧洲抗风湿联盟（EULAR）于 2012 年联合推出的分类标准：

患者年龄≥50 岁，伴有双肩疼痛和 CRP 或 ESR 的升高，加上达到下面内容中的 4 分（无超声资料）或 5 分及以上（有超声资料）：

（1）晨僵≥45 分钟（2 分）。

（2）髋部疼痛或活动受限（1 分）。

（3）类风湿因子或抗瓜氨酸化蛋白抗体阴性（2 分）。

（4）无其他关节受累（1 分）。

（5）若有超声资料，发现至少有一个肩关节存在三角肌下滑囊炎，二头肌腱鞘炎或肩关节滑膜炎（后面或腋下）；并且至少一个髋关节有滑膜炎或转子滑囊炎（1 分）。

（6）若有超声资料，发现双肩关节存在三角肌下滑囊炎，二头肌腱鞘炎或肩关节滑膜炎（1 分）。

【治疗原则及预后】

（一）治疗原则

1. 糖皮质激素

口服泼尼松是 PMR 治疗的核心药物。泼尼松剂量范围是 12.5～25mg/d，一般服药后 24～72h 能够看到显著的改善效果。体重 >80kg 的患者，建议起始剂量 20～25mg/d；体重 <60kg 的患者，建议起始剂量 12.5～15mg/d。症状缓解后，起始剂量维持 3～4 周，再开始减量。可以隔 2～3 个月每日剂量减 2.5mg；达到剂量 10mg/d 时，每月每日剂量减 1mg，直至停用激素。

2. 传统改善病情药物（cDMARDs）

主要选择甲氨蝶呤（MTX），一般剂量每周 10～15mg。加用 MTX 有助于疾病缓解及减少复发。

3. 生物制剂（bDMARDs）

主要用于激素和 cDMARDs 治疗效果不好的患者。推荐使用白细胞介素 -6 受体抗体（TCZ），不推荐使用肿瘤坏死因子（TNF）拮抗剂。

4. 预防骨质疏松

可以补充维生素 D，有骨折风险的患者可以加用双膦酸盐。

（二）预后

PMR 多数预后良好，少数患者卒中风险增加，部分患者出现激素相关的不良反应。

第十五章　白　塞　病

白塞病（BD）是一种原因不明的慢性全身性疾病，临床表现是以口腔溃疡、生殖器溃疡、眼炎及皮肤损害为主的潜在性血管炎，也可累及消化道、血管、神经系统等全身多个系统。大部分患者预后良好，眼、中枢神经系统及大血管受累者预后不佳。本病在东亚、中东和地中海地区发病率较高，又被称为丝绸之路病。好发年龄为 16 ~ 40 岁，男女发病率相等。男性患者血管、神经系统及眼受累较女性多且病情重。本病有家族聚集现象。

【诊断标准】

（一）临床表现

本病可累及全身多系统，同时出现多种临床表现者少。有患者需经历数年甚至更长时间才相继出现多种临床症状和体征。

1. 口腔溃疡

几乎 100% 患者均有复发性、痛性口腔溃疡（阿弗他溃疡），多数患者为首发症状，发作频率至少是 12 个月内发作 3 次。口腔任何部位都可发生溃疡，可为单发或多发，呈圆形或椭圆形（2 ~ 12mm），边缘清楚，深浅不一。口腔溃疡是诊断本病的必备症状。

2. 生殖器溃疡

约 75% 患者发病，病变与口腔溃疡基本相似，但出现次数少。典型的生殖器溃疡好发于男性的阴囊和阴茎、女性的外阴及阴道黏膜处。也可见于肛周及宫颈等处。有些患者可因溃疡深而致大出血。

3. 眼炎

约 50% 以上患者受累，双眼均可累及，包括前葡萄膜炎、后葡萄膜炎、视网膜血管炎及前房积脓等。临床表现为视物模糊、视力减退、眼球充血、疼痛、畏光流泪、异物感或头痛等，致盲率可达 25%，是本病致残的主要原因。

4. 皮肤病变

约占 80% ~98% 的患者，表现多种多样，有结节性红斑、脓疱疹、丘疹、痤疮样皮疹等。一个患者可出现多种皮损。有诊断价值的皮肤体征是针刺反应试验和结节红斑样皮损。

5. 神经系统损害

又称神经白塞病，约 5% ~50% 患者受累，少数（5%）可为首发症状。主要分为实质性病变和非实质性病变，实质性病变以脑干和脑实质性病变为主，非实质性病变以静脉窦病变为主。临床表现也有所不同。症状有头痛、Horner 综合征、假性球麻痹、癫痫、无菌性脑膜炎、视乳头水肿，偏瘫、失语、不同程度截瘫、感觉障碍、精神异常等，静脉窦病变造成颅内压升高等。出现神经系统损害者预后不佳，尤其脑干和脊髓病变是本病致残及死亡的主要原因之一。

6. 消化道损害

10% ~50%患者有表现。从口腔到肛门的全消化道均可受累，常见于回盲部、升结肠、横结肠或食道。溃疡可为单发或多发，严重者可有溃疡穿孔，甚至可因大出血等并发症而死亡。

7. 血管损害

可侵犯全身大小血管、动脉和静脉均可累及，约10% ~20%患者合并大中血管炎，是致死致残的主要原因。动脉壁的弹力纤维破坏及动脉管壁内膜纤维增生可造成动脉狭窄、扩张或产生动脉血管瘤，临床出现相应表现。静脉受累较动脉多见，部分患者可发生表浅或深部的血栓性静脉炎及静脉血栓形成，造成管腔狭窄及栓塞。

8. 肺部损害

发生率约为5% ~10%，且多病情严重。肺动脉血管瘤破裂可致肺出血；肺静脉血栓形成可致肺梗死。肺受累时患者可有咳嗽、咯血、胸痛、呼吸困难等，患者可因大量咯血死亡。

9. 其他

关节症状者约为25% ~60%，表现为局限性、非对称性关节炎。HLA – B27 阳性患者可有骶髂关节受累，出现与强直性脊柱炎相似表现。肾脏、心脏损害较少见。附睾炎发生率约为4% ~10%，较具特异性。妊娠期可使多数患者病情加重，可有胎儿宫内发育迟缓，产后病情大多加重。

（二）辅助检查

1. 实验室检查无特异性

可有红细胞沉降率增快、C – 反应蛋白升高；部分患者冷球蛋白阳性，血小板凝集功能增强。HLA – B51 阳性率57% ~88%，与眼、消化道病变相关。本病缺乏自身抗体。

2. 针刺反应试验

是特异性反应，用20 号无菌针头在前臂屈面中部斜行刺入约0.5cm 沿纵向稍作捻转后退出，24~48 小时后局部出现直径 >2mm 的毛囊炎样小红点或脓疱疹样改变为阳性。此试验特异性较高且与疾病活动性相关，阳性率约60% ~78%。

3. 脑部病变检查

脑脊液检查有压力增高、白细胞数轻度升高现象。急性期 MRI 的检查敏感性高达96.5%，可以发现在脑干、脑室旁白质和基底节处的增高信号。慢性期行 MRI 检查应注意与多发性硬化相鉴别。MRA 也可见静脉窦病变。

4. 影像学检查

肺部放射学检查 X 线片可区别肺部基本病变性质。高分辨 CT 或肺血管造影、同位素肺通气/灌注扫描等均有助于肺部病变诊断。胃肠钡剂造影及内窥镜检查、血管造影、彩色多普勒有助诊断病变部位及范围。

（三）诊断标准

目前较多采用国际白塞病研究组于1989 年制定的诊断标准（见表15 –1）。

表 15 – 1　白塞病国际诊断（分类）标准

临床表现	定　义
反复口腔溃疡	由医生观察到或患者诉说有口腔溃疡，1 年内反复发作至少 3 次
加以下任何 2 项	
反复外阴溃疡	由医生观察到或患者诉说外阴部有口腔溃疡或疤痕
眼病变	前和（或）后葡萄膜炎、裂隙灯检查时玻璃体内有细胞出现或由眼科医生观察到视网膜血管炎
皮肤病变	由医生观察到或患者诉说的结节性红斑、假性毛囊炎或丘疹性脓疱；或未服用糖皮质激素的非青春期患者出现痤疮样结节
针刺试验阳性	试验后 24 ~ 48h 由医生看结果

有反复口腔溃疡并有其他 4 项中 2 项以上者，可诊断为本病。上述表现需除外其他疾病。

另外，关节痛或关节炎、皮下栓塞性静脉炎、深部静脉栓塞、动脉栓塞和（或）动脉瘤、中枢神经病变、消化道溃疡、附睾炎和家族史等有利于白塞病的诊断。

（四）鉴别诊断

本病症状表现多，易误诊为其他系统疾病。以关节症状为主要表现者，应注意与类风湿关节炎、赖特（Reiter）综合征、强直性脊柱炎相鉴别；皮肤黏膜损害应与多形红斑、结节红斑、梅毒、Sweet 病、Stevens – Johnson 综合征、寻常性痤疮、单纯疱疹感染、热带口疮、系统性红斑狼疮、周期性粒细胞减少、艾滋病（AIDS）相鉴别；胃肠道受累应与克罗恩病（Crohn 病）和溃疡性结肠炎相鉴别；神经系统损害与感染性或变态反应性脑脊髓膜炎、脑脊髓肿瘤、多发性硬化、精神病相鉴别；附睾炎与附睾结核相鉴别。

【治疗原则】

治疗目的是控制症状，防治重要脏器受损，减缓疾病进展。治疗方案依临床表现不同应采取不同的方案。

1. 一般治疗

急性活动期应卧床休息。发作间歇期应注意预防复发，如控制口咽部感染、避免进食刺激性食物。伴感染者可给予抗感染治疗。

2. 局部治疗

口腔溃疡可局部用糖皮质激素膏、冰硼散、锡类散等，生殖器溃疡应注意清洗后加用抗生素软膏。也可局部使用他克莫司，或与糖皮质激素软膏联合使用。眼部损害需眼科医生协助治疗。

3. 全身治疗

（1）非甾体抗炎药（NSAIDs）　具有消炎镇痛作用。可针对性治疗发热及关节炎，并可缓解皮肤结节红斑或生殖器溃疡引起的疼痛。

（2）秋水仙碱　可抑制中性粒细胞趋化，对关节炎、结节红斑、口腔和生殖器溃疡、眼葡萄膜炎均有一定的治疗作用，常用剂量为 0.5mg，每日 2 ~ 3 次。应注意肝肾损害、粒细胞减少等不良反应。

（3）氨苯砜　具有抑菌及免疫抑制作用，抑制中性粒细胞趋化。用于治疗口腔、生殖器溃疡、假性毛囊炎、结节红斑。常用剂量为 100mg/d。副作用包括血红蛋白降低、肝损害、消化道反应等。

（4）沙利度胺　用于治疗严重的口腔及生殖器溃疡。应从小剂量开始，逐渐增加至50mg每日3次。由于可导致胎儿畸形，故妊娠妇女禁用。

（5）糖皮质激素　对控制急性症状有效，常用剂量为泼尼松40~60mg/d。重症患者如出现严重葡萄膜炎、中枢神经系统病变、严重血管炎等可采用静脉大剂量甲基泼尼松龙冲击，1000mg/d，3~5天为一疗程，与免疫抑制剂联合效果更好。长期应用糖皮质激素应注意骨质疏松、水钠潴留及血糖升高等不良反应。

（6）免疫抑制剂　用于重要脏器受损患者，常与糖皮质激素联用。此类药物副作用较大，用药期间应注意严密监测。

①环磷酰胺（CTX）：在急性中枢神经系统损害、肺血管炎或急性眼炎时，与泼尼松联合使用，可口服或大剂量静脉冲击治疗（每次用量0.5~1.0g/m^{2}体表面积、每3~4周1次，或每次0.6g、每2周1次）。使用时嘱患者大量饮水，以避免出血性膀胱炎的发生，此外应定期复查血常规及肝功能。

②甲氨蝶呤（MTX）：每周7.5~15mg，口服或静脉注射用药。用于治疗神经系统受损或重症皮肤黏膜病变等。不良反应有骨髓抑制、肝损害及消化道症状等。

③硫唑嘌呤（AZA）：用量为2~2.5mg/（kg·d），口服。可抑制口腔溃疡、眼炎、关节炎和深静脉血栓，改善疾病的预后，但停药后容易复发。可与其他免疫抑制剂联用，但不宜与干扰素-α联用，以免骨髓抑制。应用期间应定期复查血常规和肝功能等。

④环孢素（CsA）：对秋水仙碱或其他免疫抑制剂疗效不佳的眼白塞病可考虑应用，剂量为3~5mg/（kg·d）。因其神经毒性可导致中枢神经系统的病变，一般不用于白塞病合并中枢神经系统损害的患者。应用时注意监测血压，肾功能损害是其主要副作用。

⑤柳氮磺吡啶（SSZ）：3~4g/d，分3~4次口服。可用于肠白塞病或关节炎患者。

（7）生物制剂　目前应用的主要为三种肿瘤坏死因子-α拮抗剂，英夫利昔单抗、依那西普和阿达木单抗。可用于顽固的皮肤黏膜病变、葡萄膜炎和视网膜炎、胃肠道损伤以及中枢神经系统受累等。肿瘤坏死因子-α拮抗剂起效迅速，但停药易复发，如病情复发，重新应用仍有效。要注意预防感染，尤其是结核感染。

（8）其他

①雷公藤制剂：对口腔溃疡、皮下结节、关节病、眼炎有肯定疗效。

②抗凝治疗：有血栓应进行溶栓抗凝治疗。溶栓可静脉应用链激酶、尿激酶；抗凝可选用低分子肝素皮下注射或华法林口服。有出血倾向、脑卒中、手术、未控制的高血压、肝肾功能异常、视网膜出血性病变等患者禁用溶栓抗凝治疗。

③抗结核治疗：如患者有结核病或有结核病史，可做T-SPOT TB或PPD皮试。阳性者应抗结核治疗至少3个月以上，并观察疗效。

4. 手术治疗

具有破裂风险的动脉瘤可考虑手术治疗。重症肠溃疡并发肠穿孔时可行急诊手术治疗。

第十六章　结节性多动脉炎

结节性多动脉炎（PAN）是一种发生于中、小动脉的坏死性血管炎，与肾小球肾炎无关，也不包括小动脉、毛细血管、小静脉的血管炎。可以累及多个器官，其中以皮肤、关节、周围神经、胃肠道和肾脏为多见，而肺动脉极少受累。PAN 的病因与发病机制尚不明确，部分 PAN 与乙型肝炎病毒感染有关。感染可以发生于任何年龄，但多见于 40 ~ 60 岁，无明显的性别差异。

【诊断标准】

（一）临床表现

1. 全身症状

发热、疲乏、体重下降等。

2. 皮肤

皮肤紫癜、结节、坏死和溃疡。网状青斑，指（趾）远端缺血或坏死。

3. 关节肌肉

关节痛，偶有关节炎，肌痛或肌无力，特别是小腿肌肉压痛。

4. 神经系统

神经系统病变以周围神经为主，偶有中枢神经受累。周围神经损害包括多发单神经炎和多神经炎。中枢神经损害包括卒中和癫痫。

5. 肾脏

40% ~ 60% 患者出现不同程度的肾损害，常表现为高血压和轻、中度的氮质血症，偶有肾梗死发生，无肾小球肾炎。

6. 消化系统

常见腹痛、腹泻、恶心、呕吐、消化道出血及肝功异常，严重者出现肠梗死和穿孔。

7. 生殖系统

男性患者可出现睾丸和附睾受累，临床表现为睾丸肿痛。女性患者可有卵巢受累。

8. 心脏

心律失常、心绞痛，严重者出现心肌梗死。

（二）辅助检查

1. 实验室检查

一般无特异性，可见白细胞计数升高、中性粒细胞比例升高，贫血，血小板计数升高，红细胞沉降率增快，C - 反应蛋白升高和高球蛋白血症。可有非肾病范围蛋白尿和轻度血尿，但无活动性尿沉渣。约 30% 患者乙肝表面抗原（HBsAg）阳性。

2. 血管造影

肾、肝、肠系膜等器官的中、小动脉有微动脉瘤形成伴节段性狭窄改变。

3. 病理

主要表现为受累器官的中、小动脉壁见中性粒细胞浸润、纤维素样坏死，伴管腔狭窄或动脉瘤形成。

（三）诊断标准

本病目前尚无公认的诊断标准，典型病理或血管造影结果有助于确诊。1990 年 ACR 制定的结节性多动脉炎分类标准（表 16-1），要求至少符合 10 项中 3 项，可供临床诊断参考。

1994 年 Chapel Hill 会议发布了系统性血管炎的定义，并于 2013 年更新。显微镜下多动脉炎（MPA）、肉芽肿性多血管炎（GPA）及嗜酸性肉芽肿性多血管炎（EGPA）与 PAN 的根本区别在于前三者的病理中都有小血管受累，而 PAN 无小血管受累。

表 16-1　ACR 关于结节性多动脉炎的分类标准

标准	定义
体重下降	病初即有，无节食或其他因素
网状青斑	四肢或躯干呈斑点及网状斑
睾丸痛或触痛	并非由于感染、外伤或其他原因所致
肌痛、无力或下肢触痛	弥漫性肌痛（不包括肩部、骨盆带肌）或肌无力，或小腿肌肉压痛
单神经炎或多发性神经炎	发生单神经炎、多发性单神经炎或多神经炎
舒张压≥90mmHg	舒张压≥90mmHg 的高血压
尿素氮或肌酐升高	血尿素氮 >14.3mmol/L，或血肌酐 >133μmol/L，除外肾前性、肾后性因素
乙型肝炎病毒	HBsAg 或 HBsAb 阳性
动脉造影异常	内脏动脉闭塞或动脉瘤，除外其他原因
中小动脉活检	血管壁有中性粒细胞或中性粒细胞、单核细胞浸润

【治疗原则及预后】

（一）治疗原则

（1）糖皮质激素　糖皮质激素是治疗本病的首选药物。泼尼松每日 1mg/kg 起始，待病情缓解后逐渐减量，并以小剂量维持 1 年以上。甲泼尼龙 0.5~1g 每日 1 次，静脉输注，连续 3 天适用于重症病例。

（2）免疫抑制剂　对于糖皮质激素抵抗者或重要脏器受累者应联合使用环磷酰胺每日 400mg/2 周，或吗替麦考酚酯 0.5~0.75g 每日 2 次口服，疗程 1~2 年，可序贯到硫唑嘌呤每日 2mg/kg 口服或甲氨蝶呤每周 10~15mg 口服，总疗程 3 年以上。

（3）免疫球蛋白、血浆置换适用于难治性病例。

（4）可尝试生物制剂，如抗 TNF-α 或抗 IL-6，用法、用量参考多发大动脉炎章节。

（5）HBV 感染的 PAN 患者需要联合抗乙肝病毒治疗。

（二）预后

未经治疗的 PAN 预后不良，5 年生存率仅 13%，有效的治疗可将 5 年生存率提高至 80%。

第十七章　抗中性粒细胞胞浆抗体相关性血管炎

抗中性粒细胞胞浆抗体（ANCA）相关性血管炎（AAV）是一组坏死性血管炎，与髓过氧化物酶（MPO）-ANCA 或者蛋白酶 3（PR3）-ANCA 相关。主要由以下三种疾病组成：肉芽肿性多血管炎（GPA）、显微镜下多血管炎（MPA）和嗜酸性肉芽肿性多血管炎（EGPA）。AAV 在组织病理学上多以小血管受累为主，少免疫复合物沉积；临床表现与受累血管大小和部位有关，肺、肾损害多见；血清学检查 MPO-ANCA 或者 PR3-ANCA 阳性，滴度一般与疾病活动性相关，但也并非所有患者都呈 ANCA 阳性，也并非 ANCA 阳性者都是 AAV。

（一）临床表现

从临床表现来看，EGPA、GPA 和 MPA 三者有很多共同的特点，尤其在肺上都可以出现肺部浸润、弥漫性肺泡出血和胸膜炎等。但在肺以上的呼吸道病变上，三种疾病的表现又各不相同：如哮喘和鼻息肉为 EGPA 所特有，同属肉芽肿性血管炎的 EGPA 和 GPA，他们可以出现鼻窦炎、中耳炎及其导致的传导性耳聋。而某些眼、耳、鼻、喉的症状则是 GPA 所特有：如突眼和泪腺炎；如感音性耳聋；如口腔和鼻黏膜溃疡、鼻中隔穿孔、鞍状鼻；声门下狭窄、气管内狭窄，以及支气管发育不良等，出现这些表现要考虑 GPA（图 17-1）。了解这些表现对 AAV 的鉴别诊断有很大帮助。

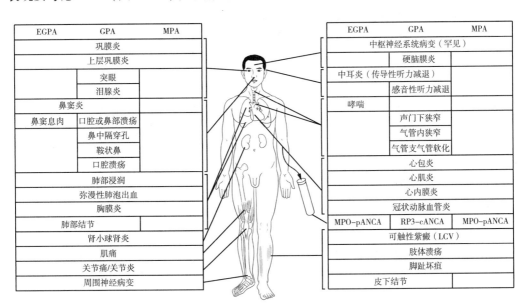

图 17-1　AAV 的临床表现

（二）辅助检查

1. ANCA 检测

GPA 以 PR3 - ANCA 阳性为主，具有较高的特异性；MPA 和 EGPA 则以 MPO - ANCA阳性为主。病情活动期检测 ANCA 的阳性率和滴度更高，其滴度下降或者转阴性，可以作为治疗的改善指标。

2. 影像学改变

肺部结节、空洞和固定性浸润对 GPA 的诊断有帮助；肺间质病变或非固定性肺部浸润则更多见于 MPA；同属于肉芽肿性血管炎的 GPA 和 EGPA 均可出现鼻窦炎等病变。以上病变也并非上述某一类疾病独有，例如，固定性肺部浸润多见于 GPA，但在 MPA 也是可以出现的；同样，非固定性肺部浸润多见于 MPA，但在 GPA 也是可以出现的。

3. 病理

从病理上讲，MPA 是一种非肉芽肿性坏死性血管炎；GPA 是一种坏死性肉芽肿性血管炎，但并非所有病人都能见到肉芽肿性病变；而 EGPA 则是一种富含嗜酸性粒细胞的坏死性肉芽肿性血管炎。

（三）诊断

1. 分类标准

AAV 的诊断迄今尚无统一标准，目前具有较好临床参考价值的是 2007 年欧洲药品管理局（EMA）推出的小血管炎分类流程。EMA 的分类流程是在 1984 年 Lanham 的 EGPA 诊断标准和 1990 年美国风湿病学会（ACR）的 GPA 和 MPA 分类标准基础上，引入了上呼吸道、下呼吸道和肾血管炎替代标记的概念，使得临床上经常容易混淆的 GPA 和 MPA 得以轻易分开（图 17 - 2）。EMA 关于 AAV 的分类流程基于以下理念：首先确定有分类标准的 EGPA 和 GPA，然后看是否符合 MPA。第一步，应用 Lanham 或

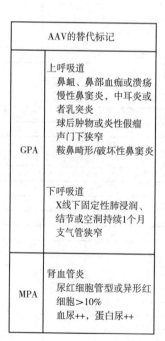
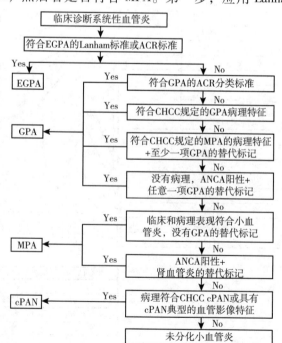

图 17 - 2　EMA 关于 AAV 的分类流程

ACR 的标准看是否符合 EGPA（之所以先分辨是否为 EGPA，是因为它的诊断特异性更高）；第二步，通过以下 4 条途径，只要满足其中任意 1 条，则可诊断 GPA：①是否满足 ACR 的分类标准；②是否具有教堂山共识会议（CHCC）规定的 GPA 病理特征；③是否满足 CHCC 规定的 MPA 的病理特征 + 至少 1 项 GPA 的替代标记；④是否满足 ANCA 阳性 + 任意 1 项 GPA 的替代标记；第三步：通过以下两条途径诊断 MPA：①看临床和病理表现是否符合小血管炎，而且不能存在 GPA 的替代标记；②是否满足 ANCA 阳性 + 肾血管炎的替代标记；第四步：如果以上均不符合或不满足，则诊断未分化小血管炎或者结节性多动脉炎。

2017 年 ACR 联合欧洲抗风湿病联盟（EULAR）共同推出了新的 AAV 分类标准草案（表 17 - 1，表 17 - 2，表 17 - 3），使得 AAV 的临床和研究有了新的工具。由于该套分类标准尚未正式发表，亦未获得官方验证，因此仅供临床参考。

表 17 - 1　2017 年 ACR/EULAR 关于 GPA 的新分类标准草案

诊断标准	得分
临床标准	
鼻腔血性分泌物、溃疡、鼻痂或鼻窦 - 鼻腔充血/不通畅、鼻中隔缺陷或穿孔	3
软骨受累（耳鼻软骨炎症或者声音嘶哑或喘鸣）	2
传导性或感音神经性听力下降或丧失	1
实验室标准	
cANCA 或 PR3 - ANCA 抗体阳性	5
胸部影像检查提示结节、包块或空洞形成	2
影像学见鼻腔或鼻窦有炎症、实变或积液征象	2
病理见肉芽肿、血管外肉芽肿性炎症，或巨细胞	2
极少或没有免疫复合物沉积的肾小球肾炎	1
pANCA 或 MPO - ANCA 抗体阳性	-1
嗜酸性粒细胞计数 $\geqslant 1 \times 10^9/L$	-4
分类诊断规则	$\geqslant 5$ 分

表 17 - 2　2017 年 ACR/EULAR 关于 MPA 的新分类标准草案

诊断标准	2017
临床标准	
鼻腔血性分泌物、溃疡、鼻痂或鼻窦 - 鼻腔充血/不通畅、鼻中隔缺陷或穿孔	-3
实验室标准	
pANCA 或 MPO - ANCA 抗体阳性	6
胸部影像检查提示肺纤维化或肺间质性病变	5
极少或没有免疫复合物沉积的肾小球肾炎	1
cANCA 或 PR3 - ANCA 抗体阳性	-1
嗜酸性粒细胞计数 $\geqslant 1 \times 10^9/L$	-4
分类诊断规则	$\geqslant 5$ 分

表 17 - 3　2017 年 ACR/EULAR 关于 EGPA 的新分类标准草案

诊断标准	得分
临床标准	
阻塞性气道疾病	3
鼻息肉	3
多发性单神经炎或运动神经病	1
实验室标准	
cANCA 或 PR3 - ANCA 抗体阳性	- 3
血管外嗜酸性粒细胞浸润为主的炎症或骨髓中有嗜酸性粒细胞	2
嗜酸性粒细胞计数 $\geqslant 1 \times 10^9$/L	5
镜下血尿	- 1
分类诊断规则	$\geqslant 6$ 分

2. 诊断和鉴别诊断

AAV 的临床表现复杂多样，部分患者病情进展迅速，其诊断和鉴别诊断一直是临床面临的严峻问题，常需要多学科医师的密切协作。寻找多系统器官发生炎症的证据是诊断系统性血管炎的关键点，因此，出现以下任一表现或者多种表现时，需要怀疑 AAV 诊断的可能性：肺部结节、难治性哮喘、急性呼吸窘迫伴肺部浸润或出血、不明原因的发热或者无法解释的体重下降、腹痛或者血便、关节炎或者肌痛、皮肤紫癜或溃疡、急性的神经系统病变、无明显感染征象的脑膜炎或复发性脑膜炎、尤其在年青人出现的中风或反复中风、声音嘶哑、鼻窦炎或者听力丧失、新发高血压、肾衰竭等。当然，以上相对特异性的症状或者体征及影像学的改变也需要与各自相关疾病进行广泛而仔细的鉴别。如，患者以发热为主要表现时，要进行发热相关的鉴别诊断，包括排查各种感染、肿瘤及其他的结缔组织病；出现嗜酸性粒细胞增高时需要与过敏、特发性嗜酸性粒细胞增多综合征等疾病鉴别。本病需要特别注意尿沉渣的检测，出现尿红细胞管型和（或）蛋白尿高度怀疑活动性肾小球肾炎，需要注意 AAV 的可能性。ANCA 的检测对 AAV 的诊断有很大帮助，PR3 - ANCA 对 GPA 更具特异性，而 MPO - ANCA 则对 MPA 更具特异性，部分 EGPA 或者药物相关性 AAV 也可出现 MPO - ANCA。此外，部分其他炎症性或者感染性疾病也可出现 ANCA 抗体，需仔细鉴别。

3. 病情评估

在专科医师指导下及时、准确地进行病情评估，将有助于制定适合的治疗方案。目前，对 AAV 的疾病评估主要分 3 个方面：一是反映疾病活动度的评估量表，包括伯明翰系统性血管炎活动评分（BVAS）-1994、BVAS - 2003 及 BVAS/GPA；二是反映血管炎的系统性损伤程度，包括血管炎损伤指数（VDI）和血管炎疾病范围指数（DEI）；三是对血管炎疾病预后进行评估，包括 5 因子评估量表（FFS）- 1996 和 FFS - 2009。以上各种病情评估指标总分越高，说明疾病活动性越高，或者疾病的累及范围越深，病情越重。其中，BVAS - 1994 或者 BVAS - 2003 如果 $\geqslant 15$ 分，说明病情可能处于活动期，可能需要更积极的处理措施。

【治疗及预后】

（一）治疗原则

1. 一般治疗

急性活动期，应卧床休息。发作间歇期应注意预防复发。应注意漱口，控制和预防口、眼部感染，避免跌倒。

2. 药物治疗

AAV 的治疗应根据病情选择合适的药物方案，分为诱导缓解阶段和维持治疗阶段。使用的药物包括糖皮质激素、免疫抑制剂及生物制剂等，具体措施可参考 *Kelley and Firestein's Textbook of Rheumatology*（10 版）相关章节的治疗流程图（图 17-3）。

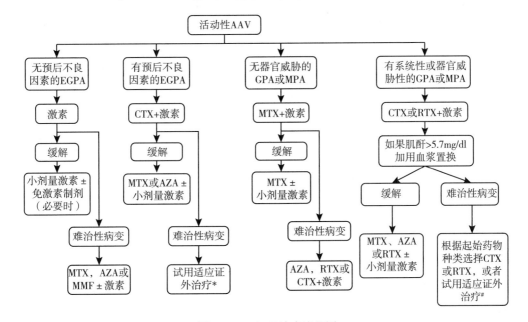

图 17-3　AAV 治疗流程图

AZA：硫唑嘌呤；CTX：环磷酰胺；RTX：利妥昔单抗；MTX：甲氨蝶呤

＊：包括 RTX、美泊利单抗、羟基脲、MTX、AZA、吗替麦考酚酯

#：包括英夫利昔单抗、吗替麦考酚酯、静脉注射丙种球蛋白、15-脱氧精胍

所有接受治疗的患者均需要考虑给予预防性卡氏肺孢子菌病的治疗及保护骨与消化道的措施；对于接受 CTX 治疗的患者，需要考虑留存精子库或者保护卵巢功能。

（二）预后

未经治疗的 WG 预后差，平均生存期 5 个月；单用糖皮质激素治疗延长至 12 个月；口服环磷酰胺联合糖皮质激素可以很大程度上改变 WG 预后，80% 患者生存期延长至 8 年。

第十八章 脂　膜　炎

脂膜是指皮下或内脏的脂肪层，由脂肪小叶和小叶间隔组成。脂肪小叶由脂肪细胞构成，小叶间隔即纤维结缔组织，内有血管、淋巴管和神经。当脂膜有炎性细胞浸润时称为脂膜炎，但是由主要累及上层真皮或下层筋膜以及延伸至附近皮下脂肪的炎性疾病则不划分在脂膜炎的范围。脂膜炎的病变可分为间隔性和小叶性。间隔性脂膜炎主要累及小叶间隔，病程长者亦可累及小叶周边部分。小叶性脂膜炎则累及整个脂肪小叶，常由脂肪细胞变性坏死引起。由于脂肪小叶和间隔内血管的密切关系，脂膜炎症和血管病变往往同时存在，并互相影响，只是病变的程度和范围不同。关于脂膜炎的分类和命名目前尚不统一。

第一节　结节性脂膜炎

结节性脂膜炎是一种原发于脂肪小叶的非化脓性炎症，又称为"复发性发热性结节性非化脓性脂膜炎"或"Weber – Christian 病"。本病可能是多种因素引起的、临床表现相似的多种疾病的综合征。本病较常见于中青年女性，女性约占75%。病因可能与脂肪组织代谢异常、免疫系统功能异常和感染有关。

【诊断标准】

（一）临床表现

临床上呈急性或亚急性过程，以反复全身不适、关节痛、发热、皮下结节为特征。受累的皮肤反复发生红斑，并伴有水肿性皮下结节，结节呈多发性、对称性，成群分布，最常受累的部位是双下肢。部分患者可出现恶心、呕吐、腹痛、体重下降、肝脾肿大及其他内脏损害。本病的病程个体差异大，根据受累部位的不同，可分为皮肤型和系统型。

1. 皮肤型

病变只侵犯皮下脂肪组织，不累及内脏，临床上以皮下结节为特征，可伴有发热。

（1）皮下结节　常是患者就诊的主要原因，结节大小不等，其直径一般1～4cm，亦有较大至10cm者。皮肤表面呈暗红色水肿状或正常皮色，质地较坚实，可有自发痛或触痛。结节位于皮下深部时可有轻度移动，位置较浅时与皮肤粘连，活动度很小。结节数量不等，好发于四肢，尤以双下肢最为常见，偶见于躯干和头面部。结节反复发作，间隔期长短不等，常成批出现，经数周、数月或更长时间后逐渐消退，局部皮肤出现程度不等的凹陷和色素沉着。另外有一种液化型脂膜炎，结节可液化破溃，皮肤破溃后流出黄色或棕色油样物质，愈后皮肤形成瘢痕。

（2）发热　约半数以上的皮肤型患者伴有发热，可为低热、中度热或高热，热型多为间歇热或不规则热，少数为弛张热。通常在皮肤结节出现数日后开始发热，持续时间不定，多在 1~2 周后逐渐下降，可伴有乏力、肌肉酸痛、食欲减退等。

（3）部分患者有关节疼痛，以膝、踝关节多见，多对称，呈持续性或反复性，关节局部可红肿，但不出现关节畸形。

（4）约有 10% 的患者有浅表淋巴结肿大，多位于腋下和腹股沟。

2. 系统型

除具有上述皮肤型表现以外，尚有内脏受累。内脏损害可与皮肤损害同时出现，或出现在皮肤损害后，少数病例内脏受损先于皮肤损害。几乎所有内脏均可所累；视受累部位不同，可出现不同症状。

（1）系统型患者发热多为弛张热，常与皮疹出现相平行，皮疹出现后热度逐渐上升，可高达 40℃，持续 1~2 周后逐渐下降。

（2）较常见的是消化系统受累，肝脏损害可出现右季肋部疼痛、肝脏增大、脂肪肝、黄疸、肝功能异常；侵犯肠系膜、大网膜、腹膜后脂肪组织，可出现腹痛、腹胀、腹部包块、肠梗阻、消化道出血等。

（3）侵犯骨髓可出现骨髓抑制，表现为贫血、白细胞和血小板减少。脾脏可肿大。

（4）呼吸系统可出现胸膜炎、胸腔积液、肺门阴影、肺内一过性肿块。

（5）累及肾脏可出现一过性肾功能不全。

（6）累及中枢神经系统可导致精神异常或神志障碍。

（二）实验室检查

多为非特异性改变，如红细胞沉降率增快，外周血白细胞计数轻度增高，中性粒细胞核左移，病程后期因骨髓受累可有贫血、白细胞和血小板减少。肝肾功能异常，血尿、蛋白尿，血中免疫球蛋白可增高，补体降低，人血白蛋白与球蛋白比例降低或倒置等。

（三）病理检查

结节性脂膜炎的组织病理表现是以脂肪细胞变性坏死为特征的小叶性脂膜炎，表皮、真皮一般不受累，根据病变演变过程可分为三期：

（1）早期为脂肪细胞变性、坏死和炎症细胞浸润，可伴有不同程度的血管炎症改变。

（2）继之出现以吞噬脂肪颗粒为特点的脂质肉芽肿反应，可有泡沫细胞、噬脂性巨细胞、成纤维细胞和血管增生等。

（3）最后发生皮下脂肪萎缩、纤维化和钙盐沉着。

第一期和第二期在临床上表现为皮下硬结，第三期时皮肤表面有轻重不等的凹陷。第一期持续时间很短，组织学检查较少见到，多数组织病理切片显示第二期和第三期的混合性改变，其中第二期改变具有诊断价值。

（四）诊断

本病好发于青壮年女性，其临床特点为反复出现的皮下结节，最常见于双下肢，结节有疼痛感和显著触痛，结节消退后局部皮肤出现程度不等的凹陷和色素沉着，伴有不明原因的发热，当病变侵犯内脏脂肪组织，视受累部位不同而出现不同症状，内脏受累广泛者可出现多脏器功能衰竭，出血或并发感染。皮肤结节活检尤其是吞噬期组织病理改变，是诊断的主要依据。然而，因其早期临床表现缺乏特异性而易被误诊。

（五）鉴别诊断

本病需要与以下疾病鉴别：

1. 结节性红斑和硬红斑

结节性红斑为主要发生于双小腿伸侧的结节，疼痛明显，不破溃，愈后无萎缩性瘢痕，病理表现主要为间隔性脂膜炎。硬红斑主要发生在小腿屈侧，疼痛较轻，但可破溃，形成难以愈合的溃疡，愈合后形成萎缩性瘢痕，病理表现为结核结节或结核样结节，伴有明显的血管炎改变。

2. α_1 - 抗胰蛋白酶缺乏性脂膜炎

好发于臀部、躯干和四肢，表现为红色、深在性皮下结节，表面有压痛，可破溃流出黄色液体。组织病理改变为小叶性脂膜炎伴有脂肪坏死，血清 α_1 - 抗胰蛋白酶水平降低或缺乏。

3. 皮肤型结节性多动脉炎

触痛性皮下结节伴葡萄状青斑，多发生于足、小腿及前臂，结节较小，质较硬，单个或成群，可沿血管发生，并出现局部组织缺血，组织病理表现为真皮与皮下组织交界处及皮下组织中的小动脉炎。

4. 组织细胞吞噬性脂膜炎

临床表现亦为皮下结节，反复发热，肝肾功能损害，全血细胞减少及出血倾向等。组织病理变化有吞噬了红细胞、白细胞、血小板及其碎片的所谓"豆袋状"组织细胞，可与结节性脂膜炎鉴别。

5. 皮下脂膜炎样 T 细胞淋巴瘤

临床表现与系统型结节性脂膜炎有相似之处，表现为发热、肝脾肿大、全血细胞减少、出血。脂肪组织中有肿瘤细胞浸润，均为中、小多形 T 细胞，淋巴细胞异形性明显，核型呈折叠、高度扭曲或脑回状，具有重要诊断价值，常有反应性吞噬性组织细胞出现。免疫组化 CD45R0 和 CD4 阳性，而 CD20 呈阴性，表达 $\alpha\beta$TCR 或 $\gamma\delta$TCR 基因重排。

6. 恶性组织细胞增生病

为单核 - 吞噬细胞系组织细胞的恶性增生性疾病，临床表现与系统型结节性脂膜炎有相似之处，表现为高热、肝脾肿大、全血细胞减少、红斑、皮下结节等，但组织细胞异形性明显，并可出现异常多核巨组织细胞，本病恶性程度高，预后差。

7. 麻风性结节性红斑（ENL）

主要发生于瘤型麻风以及一部分界限类偏瘤型麻风患者，其机制是抗原抗体复合物型变态反应。在皮肤上出现数目不等的红色皮下结节，好发于四肢、躯干及面部，伴高热、白细胞增高。结节消退后可留有色素沉着。高热发疹时，使用糖皮质激素、抗生素有较好疗效。ENL 的临床和病理表现酷似结节性脂膜炎，甚易相互误诊。ENL为瘤型麻风一过性变态反应性损害，麻风菌较少，甚至阴性。同样，组织活检抗酸染色也难见到麻风菌。因此，查到麻风菌可确诊为麻风，但阴性结果也不能排除本病。麻风的其他表现，如皮肤弥漫性浸润、肢体麻木、闭汗、周围神经粗大及其相应功能障碍等也有诊断价值。

【治疗原则及预后】

（一）治疗原则

本病尚无特效疗法。根据具体病情可酌情使用糖皮质激素、非甾体抗炎药和免疫抑制剂等。

1. 糖皮质激素

在急性炎症期或有高热的情况下，可使用糖皮质激素，通常有明显疗效，可使体温下降、结节消失，但减量或停药后部分患者病情反复。如泼尼松每日 40 ~ 60mg，待病情控制后逐渐减量，可维持数月以上，停药过早容易复发。

2. 非甾体抗炎药

可减轻发热、关节痛、全身不适等症状。

3. 免疫抑制剂

对于系统型结节性脂膜炎，特别是重症患者，在使用糖皮质激素的基础上，可同时加用免疫抑制剂。较常用的有硫唑嘌呤、环磷酰胺、环孢素、霉酚酸酯等。

4. 支持及对症治疗

对于系统型患者，根据内脏受累情况进行相应处理，加强支持疗法，有感染者酌用抗生素。

（二）预后

皮肤型预后大多良好，多数患者可逐渐缓解，或多年缓解与复发交替出现。系统型预后差。

第二节　组织细胞吞噬性脂膜炎

组织细胞吞噬性脂膜炎（CHP）是由具有吞噬活性的、形态学良好的组织细胞浸润皮下脂肪组织引起的脂膜炎。常有多脏器受累，皮下结节，发热，全血细胞减少，出血，肝、肾衰竭等。本病的发病率尚不清楚。发病机制也不确切，需对这类患者进行严密随访，警惕其发展为恶性肿瘤，特别是皮下脂膜炎样 T 细胞淋巴瘤的可能。

【诊断标准】

（一）临床表现

早期表现为反复发作的触痛性皮下结节或斑块，表面可发生坏死和溃疡，较多见于四肢和臀部，亦可见于面颈、躯干等处，结节大小不等，直径一般在 2cm ~ 4cm，个别也有大至 20cm 者。结节表面稍红，边界欠清，有触痛。皮损反复出现，病程中常伴有发热，多为高热，可出现黏膜糜烂或溃疡。随着病情发展，后期有内脏受累，全血细胞减少，出现皮肤紫癜或瘀斑，肝、脾肿大，肝、肾衰竭，终末性内脏出血，弥散性血管内凝血，感染等，引起死亡。

（二）实验室检查

实验室检查可表现为贫血、白细胞及血小板减少、肝酶升高、低蛋白血症、凝血酶原时间延长、血纤维蛋白原水平降低、循环纤维蛋白分解产物增多等。部分患者骨髓涂片检查可见组织细胞浸润，可有组织细胞吞噬血小板现象。

（三）病理检查

CHP组织病理表现为小叶性脂膜炎伴有灶性脂肪坏死，浸润的细胞除大量淋巴细胞外，可见形态上分化良好的组织细胞，组织细胞无明显异形性，但具有明显的吞噬活力，其胞浆内可见被吞噬的红细胞、白细胞及血小板碎片，形成所谓的"豆袋状"细胞，具有特征性。此种吞噬细胞还可见于淋巴结、肝脾、骨髓等内脏组织。

（四）诊断和鉴别诊断

多见于下肢的触痛性皮下结节，伴有发热、肝脾肿大、全血细胞减少，组织学上可见具有吞噬活性的"豆袋状"细胞，可以确诊。

本病需与下列疾病鉴别：

1. 结节性脂膜炎

组织学检查亦可表现为组织细胞的增殖、吞噬和侵袭，但仅吞噬脂质形成泡沫细胞，而不吞噬血细胞形成"豆袋状"细胞。

2. 恶性组织细胞增生症

临床上不仅表现为皮下结节，亦可表现为皮肤结节和丘疹，组织细胞异形性明显，虽有吞噬现象，但不形成典型的"豆袋状"细胞。病情恶性程度高，病程短。

3. 皮下脂膜炎样 T 细胞淋巴瘤

脂肪组织中有肿瘤细胞浸润，为 T 细胞性，淋巴细胞异形性明显，核型呈折叠、高度扭曲或脑回状，具有重要诊断价值，也可有反应性吞噬性组织细胞出现。免疫组化免疫组化分析为细胞毒性 T 细胞来源，表达 $\alpha\beta$TCR 或 $\gamma\delta$TCR 基因重排。

【治疗原则及预后】

主要使用皮质激素或与环磷酰胺联合控制症状，但疗效不显著，易复发。环孢素对本病有一定疗效，可单独使用，亦可联合皮质激素冲击疗法或 CHOP 化疗方案，可使病情得到一定改善。CHP 总体疗效不满意，病程可持续 6 个月至 10 年，预后不良，病死率可高达 60%。

第三节　皮质类固醇激素后脂膜炎

皮质类固醇激素后脂膜炎是指在大剂量使用皮质类固醇激素治疗的过程中由于激素骤然减量或停用而发生的脂膜炎症。本病发病机制不明，可能是由于皮质类固醇激素引起细胞内脂酶系统一过性代谢障碍所致的脂肪细胞变性和结晶化。

【诊断标准】

（一）临床表现

本病临床少见，发病者大多数为儿童，偶见于成人。多发生于患风湿热、白血病、肾炎等儿童患者在应用糖皮质激素治疗过程中，因激素骤然减量或停用后发生皮下结节，结节出现于停药后约 1~30 天，多发生在颊部、下颌线附近、上肢、躯干、臀部等处，结节大小不等，直径约 0.4~4cm 大小，质硬活动，轻度压痛，皮肤表面颜色正常或略红，不破溃。一般无全身症状。经数周或数月后结节可自行消退，消退后不留瘢痕。激素加量或再度使用激素也可促使结节于较短时间内消退。

（二）病理检查

本病的组织病理表现为小叶性脂膜炎，可见脂肪细胞变性，细胞内可有针状结晶，脂肪小叶有组织细胞、泡沫细胞、异物巨细胞及淋巴细胞浸润。小叶间隔内血管组织一般无病变。

（三）诊断和鉴别诊断

本病的诊断主要根据病史及临床特点，应和结节性脂膜炎鉴别。应切取结节做病理检查，以除外其他皮下结节性皮肤病，如组织细胞吞噬性脂膜炎、恶性组织细胞增生病、皮下脂膜炎样 T 细胞淋巴瘤等。

【治疗原则及预后】

本病预后良好，经 2~3 个月后可自然消退，故一般不需要特殊治疗。

第十九章　自身免疫性肝病

自身免疫性肝病与病毒感染、酒精、药物、遗传等其他因素所致肝病不同，是一组由于自身免疫异常导致的肝脏疾病，突出特点是血清中存在自身抗体。自身免疫性肝病包括原发性胆汁性胆管炎（PBC）、自身免疫性肝炎（AIH）、原发性硬化性胆管炎（PSC）以及其他自身免疫病（如系统性红斑狼疮、干燥综合征等）肝脏受累等。

第一节　原发性胆汁性胆管炎

2015 年正式将原发性胆汁性肝硬化修改为原发性胆汁性胆管炎，仍然用 PBC 这个缩写。PBC 是一种少见的、病因不明的，以肝内细小胆管慢性非化脓性破坏、汇管区炎症、慢性胆汁淤积、肝纤维化为特征的，慢性进行性胆汁淤积性自身免疫性肝脏疾病。PBC 的诊断主要根据临床症状、自身抗体检测、肝组织活检病理检查，多数病例明确诊断时可能并无临床症状。尽管 PBC 通常进展缓慢，但其生存率较同性别及同龄人群为低。随着对疾病认识的提高，近年来诊断为 PBC 的患者越来越多，治疗上也取得了一定的进展。

【诊断标准】

（一）临床表现

PBC 最常见的症状为乏力、皮肤瘙痒、门脉高压、骨质疏松、黄疸、脂溶性维生素缺乏、复发性无症状尿路感染等。此外，尚可伴有其他自身免疫性疾病如干燥综合征、系统性硬化症、自身免疫性甲状腺炎等。疾病初期部分患者可无明显临床症状，晚期可出现肝硬化的各种并发症，如腹腔积液、食管胃底静脉曲张破裂出血及肝性脑病等。

（二）辅助检查

1. 生化检查

肝源性血清碱性磷酸酶和 γ - 谷氨酰转肽酶升高是 PBC 最常见的生化异常。尽管诊断时少数患者有以直接胆红素为主的血清胆红素升高，但高胆红素血症多为 PBC 晚期的表现，并提示 PBC 预后不佳。血清总胆固醇可升高。

2. 胆管影像学检查

对所有胆汁淤积的患者均应进行肝胆系统的 B 超检查。B 超提示胆管系统正常而 AMA 阳性的患者，一般不需进行胆管造影来排除原发性硬化性胆管炎。如果 PBC 的诊断不明确或有血清胆红素的突然升高，则需进行胆管造影检查。

3. 自身抗体

（1）血清 AMA 阳性是诊断 PBC 的重要免疫指标。在 PBC 患者，AMA 通常呈现为高滴度（>1∶40），而低滴度（<1∶40）AMA 阳性对 PBC 诊断并无特异性。AMA 的 M2 亚型对 PBC 诊断的特异性可高达95%。

（2）PBC 患者可出现血清抗核抗体（ANA）、平滑肌抗体（SMA）和 ANCA 阳性，间接免疫荧光法抗核抗体表型可出现核被膜型、核点型以及着丝点型等。

（3）PBC 患者如合并其他自身免疫病如干燥综合征、自身免疫性甲状腺炎，血清也可出现抗 SSA 抗体、抗 SSB 抗体、抗甲状腺抗体等。

4. 免疫球蛋白

PBC 患者免疫球蛋白的升高以 IgM 为主，IgA 通常正常。合并其他自身免疫病如干燥综合征较易出现 IgG 升高。

5. 肝组织活检

PBC 组织学上分为四期：Ⅰ期为门管区炎伴有胆小管肉芽肿性破坏；Ⅱ期为门脉周围炎伴胆管增生；Ⅲ期可见纤维间隔和桥接坏死形成；Ⅳ期为肝硬化期。肝组织活检见到肝纤维化和肝硬化提示预后不良。由于 PBC 组织学表现主要为胆管破坏，因此标本必须具有足够数量的汇管区组织。尽管 PBC 在组织学上明确分为四期，但在同一份活检标本上，可同时具有不同时期表现的典型特征。有学者认为对 AMA 阳性并具有 PBC 典型临床表现和生化异常的患者，肝活检对诊断并非必需。

（三）诊断标准

PBC 诊断基于 3 条标准：①血清 AMA 阳性；②血清碱性磷酸酶和 γ‐谷氨酰转肽酶升高超过 6 个月；③肝组织病理提示或支持 PBC。一般符合两条标准高度提示 PBC 诊断，符合 3 条标准则可确诊。

诊断时需要排除其他肝病，如血清 AMA 阴性，需行胆管造影排除原发性硬化性胆管炎。如患者有难以解释的碱性磷酸酶升高（超声示胆管正常），需警惕 PBC，可进行 AMA 检查，如 AMA 阴性，应进行 ANA、SMA 和免疫球蛋白的测定，必要时肝组织活检。AMA 阳性而碱性磷酸酶正常的患者，应随访并每年进行肝功能检查。

【治疗原则】

所有肝功能异常的患者均应进行治疗，熊去氧胆酸（UDCA）可全面改善胆汁淤积的血清生化指标，延缓患者进入肝硬化的时间，并有可能延长患者寿命，而激素及免疫抑制剂并不能明确延长患者寿命。

1. 熊去氧胆酸（UDCA）

可以明显改善患者胆汁淤积的生化指标，延缓患者门脉高压的发生，降低食管胃底静脉曲张的发生率，不良反应少见，主要为腹泻。用法 13～15mg/（kg·d），分次或每日 1 次顿服。如果同时应用考来烯胺散，两者应间隔 4 小时以上。

2. 奥贝胆酸（OCA）

OCA 的作用比 UDCA 高 100 倍，有些患者对 UDCA 不敏感，可选用 OCA。OCA 可有效促进胆汁的排泄从而保护肝细胞，并且可调节肝脏的炎症、纤维化以及再生。但药费昂贵。

3. 免疫抑制治疗

尚无足够的证据支持免疫抑制剂治疗 PBC 有效，包括糖皮质激素、环孢素、硫唑嘌呤、氨甲蝶呤等。

4. 肝移植

终末期 PBC 患者可进行肝移植。肝移植后部分 PBC 可能复发。

5. PBC 并发症

（1）皮肤瘙痒　目前尚无非常有效的治疗方法。UDCA 可能减轻瘙痒，另外可选用口服阴离子交换树脂考来烯胺散。

（2）脂溶性维生素缺乏　高胆红素血症可以并发脂溶性维生素缺乏和钙质吸收不良，应警惕骨质疏松，定期检测骨密度。教育患者养成良好的生活习惯（如正常作息、戒烟），并可补充维生素 D 和钙。如果骨质疏松严重，可应用双磷酸盐治疗。每月皮下注射维生素 K 可以矫正继发于维生素 K 缺乏所致的凝血异常。

（3）干燥综合征　对所有 PBC 患者均应询问有无口眼干燥症状，可疑患者应行口腔科及眼科干燥综合征相应检查，并进行血清抗 SSA 抗体、抗 SSB 抗体检测，如确诊应给予相应的治疗措施。

（4）雷诺现象　应避免将手和脚暴露于寒冷的环境中，吸烟者应戒烟。必要时可应用钙通道阻滞剂，但有可能会加重食管下段括约肌功能不全。

（5）门脉高压　PBC 患者可在肝硬化前出现窦前性门脉高压，PBC 门脉高压的处理同其他类型的肝硬化。建议 PBC 患者筛查有无食管胃底静脉曲张的存在，并定期复查。如发现存在静脉曲张，应采取措施预防消化道出血。

（6）甲状腺疾病　部分 PBC 患者可合并甲状腺疾病，可在 PBC 起病前即可存在。有症状和体征提示 PBC，患者应测定其血清甲状腺激素水平，并进行必要的甲状腺影像学检查。

（7）妊娠　妊娠可导致患者出现瘙痒症状或瘙痒加重。由于针对 PBC 的所有治疗措施在妊娠中的安全性尚不明确，因此在妊娠的前三个月最好停用所有的治疗措施。

第二节　自身免疫性肝炎

自身免疫肝炎（AIH）是一种针对肝细胞的自身免疫反应介导的肝脏实质炎症，女性患者多见，男女比例为 1∶4，主要临床特征为不同程度的血清转氨酶升高、高免疫球蛋白和（或）γ-球蛋白血症、自身抗体阳性，组织学特征为以淋巴细胞、浆细胞浸润为主的界面性肝炎。如不给予有效治疗，可逐渐进展为肝硬化，肝功能衰竭。

【诊断标准】

（一）临床表现

AIH 大多隐袭性起病，临床症状及体征各异。常见症状包括乏力、恶心、呕吐、上腹部不适或疼痛、关节痛、肌痛、皮疹等。部分患者无明显临床症状及体征，只有在生化检查出肝功能异常后才发现。少数患者表现为急性、亚急性甚至爆发性起病。部分患者伴发其他自身免疫性疾病，如自身免疫性甲状腺炎、Graves 病、干燥综合征、类风湿关节炎等。

（二）辅助检查

1. 实验室检查

AIH 的实验室检查可有血清转氨酶升高，早期患者胆红素水平正常或仅有碱性磷酸酶水平轻度升高；高丙种球蛋白血症，主要表现为 IgG 水平升高；血清中主要自身抗体为 ANA 和（或）SMA 和（或）抗肝肾微粒体 -1 抗体阳性（滴度≥1∶80），其他可能出现的自身抗体还包括核周型抗中性粒细胞胞浆抗体，抗可溶性肝抗原抗体/肝胰抗原抗体，抗肌动蛋白抗体，抗肝细胞浆 I 型抗体和抗唾液酸糖蛋白受体抗体等。

2. 病理学检查

AIH 的病理学表现以界面性肝炎为主要特征，在较严重的病例可发现桥接坏死、肝细胞玫瑰花结样改变、结节状再生等组织学改变。随着疾病的进展，肝细胞持续坏死，肝脏出现进行性纤维化，最终可发展为肝硬化。

（三）诊断标准

中华医学会肝病学分会、消化学分会和感染病学分会发布的 2015 年版《自身免疫性肝炎诊治专家共识》中给出了两个分类（诊断）标准，见表 19 - 1、表 19 - 2 和表 19 - 3。简化积分系统临床易操作，但易漏诊不典型病例。综合诊断积分系统临床操作稍复杂，可作为补救诊断用，所以推荐临床上联合使用。

表 19 - 1 自身免疫性肝炎简化诊断标准

变量	标准	分值	备 注
ANA 或 ASMA	≥1 : 40	1 分	相当于我国常用的 ANA1 : 100 的最低滴度
ANA 或 ASMA	≥1 : 80	2 分	多项同时出现时，最多 2 分
抗 LKM - 1	≥1 : 40		
SLA 阳性	阳性		
IgG	> 正常值上限	1 分	
	> 1.1 倍正常值上限	2 分	
肝组织学	符合 AIH	1 分	界面性肝炎、汇管区和小叶内淋巴 - 浆细胞浸润、干细胞玫瑰样花环及穿入现象被认为是特征性改变，4 项具备 3 项为典型表现
	典型 AIH 表现	2 分	
排除病毒性肝炎	是	2 分	

=6 分：AIH 可能；≥7 分：确诊 AIH。

表 19 - 2 自身免疫性肝炎综合诊断积分系统

参数/临床特征	计分	参数/临床特征	计分
IgG > 2 倍	+3	女性	+2
ANA、SMA 或 LKM - 1，> 1 : 80		AKP：ALT < 1.5	
无病毒标志物		IgG 1.5 ~ 2 倍	
界面性肝炎		ANA、SMA 或 LKM - 1，1 : 80	
缓解后复发		酒精摄入 < 25g/d	
		伴发免疫病	
IgG 1 ~ 1.4 倍	+1	抗 SLA/LP、ASGPR、LC - 1	
ANA、SMA 或 LKM - 1，1 : 40		对糖皮质激素完全应答	
无肝毒性药物暴露			
		AKP：ALT > 3	-2
甲肝抗体 IgM	-3	酒精摄入 > 60g/d	
HBsAg			
HCV - RNA		AMA 阳性	-4
其他病毒		肝毒性药物	
肉芽肿、铜铁异常、胆管损害，脂肪变等			
无特征性组织学改变	-5		

表 19 - 3　总积分的解释

	治疗前	治疗后
确定性诊断	>15 分	>17 分
可能性诊断	>10 ~15 分	>12 ~17 分
排除诊断	<10 分	<12 分

确诊主要取决于血清丙种球蛋白或免疫球蛋白 G 的升高水平以及 ANA、SMA 或抗肝肾微粒体 -1 抗体的滴度，并排除酒精、药物、肝炎病毒感染等其他肝损害因素。如血中没有 ANA、SMA 或抗肝肾微粒体 -1 抗体，则血中存在核周型抗中性粒细胞胞浆抗体、抗可溶性肝抗原抗体/肝胰抗原抗体、抗肌动蛋白抗体、抗肝细胞浆 Ⅰ 型抗体和抗唾液酸糖蛋白受体抗体支持 AIH 的诊断。肝脏病理尽管不特异，但对鉴别诊断和判断病情严重程度很重要。

（四）分型

根据自身抗体可分为两型。Ⅰ 型 AIH 患者血清中主要自身抗体为 ANA 和（或）SMA 和（或）抗肌动蛋白抗体阳性，其他可能出现的自身抗体还包括核周型抗中性粒细胞胞浆抗体、抗可溶性肝抗原抗体、抗肝胰抗原抗体，后者对于 Ⅰ 型 AIH 特异性很高。Ⅱ 型 AIH 患者血清中主要自身抗体为抗肝肾微粒体 -1 抗体和（或）抗肝细胞浆 Ⅰ 型抗体。

【治疗原则】

1. 用免疫抑制剂治疗的原则

①临床上中重度 AIH、急性表现、活动性肝硬化患者，或以肝组织学为依据，存在中重度界面性肝炎的患者，或年轻的轻度界面性肝炎患者，建议用免疫抑制剂治疗。②对于无疾病活动或自动缓解期的 AIH、非活动性肝硬化、轻度界面性肝炎的老年（ >65 岁）患者可暂时不予免疫抑制剂治疗，密切观察病情变化。

单独应用泼尼松或联合硫唑嘌呤治疗 AIH 能明显缓解症状、改善生化指标异常及组织学改变，延缓病情进展并提高生存率，有效率可达 80% ~ 90%。起始剂量一般为泼尼松或泼尼松龙 20 ~ 60mg/d，或泼尼松或泼尼松龙 15 ~ 30mg/d 联合硫唑嘌呤 1mg/（kg·d），单用硫唑嘌呤一般无效。对于不能耐受标准治疗或对标准治疗应答欠佳的 AIH 患者，吗替麦考酚酯和钙调磷酸酶抑制剂是常用的二线药物，已有很多研究证实这两类药物对 AIH 有效，但仍缺乏随机对照试验数据证实。关于停药，2010 年美国肝病研究学会和 2015 年欧洲肝脏研究学会提出的 AIH 指南均建议稳定的生化缓解至少持续 2 ~4 个月，方可考虑停药。

需注意的是，AIH 中血清转氨酶具有一定波动性，血清转氨酶的水平并不能作为判断疾病活动性的唯一指标，对于判断困难的患者有时需行肝脏病理活检以决定是否进行治疗以及判断对治疗的反应。

目前 AIH 倾向于使用联合方案，以减少激素相关性不良反应，尤其是对于绝经后妇女或患有骨质疏松、高血压、糖尿病、肥胖或精神状况不稳定的患者建议使用联合方案。但需警惕患者存在硫唑嘌呤甲基转移酶缺陷或对硫唑嘌呤不耐受，需密切监测患者血白细胞。由于糖皮质激素可加重肝性骨病的严重性，应适当补充维生素 D 及钙，绝经后妇女可使用激素替代治疗。骨质疏松或进行性骨密度下降的患者还应加用双磷酸盐。凝血功能较差的患者可补充维生素 K。长期治疗的患者应注意激素的其他各种不良反应。

2. 生物制剂治疗

基于近年关于细胞因子在肝脏炎症中作用的研究，靶向治疗有可能为难治性 AIH 患者提供新的机遇。英夫利西单抗对难治性 AIH 有一定治疗作用，但需密切监测感染性并发症，其有效性和安全性仍需进一步研究。利妥昔单抗是人 – 鼠嵌合型 CD20 单克隆抗体，病例报道显示其可改善难治性 AIH 患者的生化指标和组织学表现。

3. 对于急性起病表现为暴发性肝衰竭经激素治疗无效，及慢性起病在常规治疗中或治疗后出现肝功能衰竭表现的患者应行肝移植手术。

第三节　原发性硬化性胆管炎

原发性硬化性胆管炎（PSC）是一种特发性肝内外胆管炎症和纤维化导致多灶性胆管狭窄为特征、慢性胆汁淤积病变为主要临床表现的自身免疫性肝病。PSC 发病隐匿，患者早期无典型症状，病情进行性加重可导致反复胆道梗阻和胆管炎症，最终可发展为肝硬化和肝功能衰竭，故早期诊断及处理对于患者的预后有重要意义。

【诊断标准】

（一）临床表现

PSC 发病多较隐匿，15% ~ 55% 的患者诊断时无症状，仅在查体时发现 ALP 升高而诊断。患者出现症状时，最常见的可能为乏力，常被忽略而影响早期诊断。病情进展缓慢，少数患者的发病可能较急。可在各种年龄发生，但多见于 25 ~ 45 岁，以男性患者多见，男女之比约为 2∶1。可能出现的症状和体征如下。

1. 症状

PSC 患者的临床表现差异较大，主要与病情的轻重和病程的长短有关。

（1）一般状况　乏力、食欲减退、体重减轻。

（2）慢性梗阻性黄疸　为胆汁淤滞的表现，伴有皮肤瘙痒。

（3）腹痛　部分患者可有右上腹疼痛，多为隐痛，少数可为急性上腹痛。

（4）发热　间断发热，常为低热或中度发热。有的患者可出现急性胆道感染的临床表现，常见于有胆道手术病史的患者。

（5）门脉高压症　出现胆汁性肝硬化时，患者常出现门脉高压症的临床表现。

（6）PSC 易合并溃疡性结肠炎　出现腹痛、腹胀、腹泻、血便等症状。

（7）脂肪泻　胆汁淤滞可引起肠道内胆汁减少，影响脂肪和脂溶性维生素的吸收，出现脂肪泻和脂溶性维生素缺乏的相关临床表现，肠道内的钙的吸收也会受影响。

（8）胆结石　超声检查经常可以发现胆囊结石，多无明显的临床症状，当 PSC 患者突然出现右上腹疼痛及黄疸加重时，需警惕胆总管结石的发生。

（9）胰腺炎　PSC 患者可并发慢性胰腺炎，急性胰腺炎较少见。

（10）胆管癌　PSC 患者可发展为胆管癌，可发生在整个胆管系统，肝管多见。

2. 体征

（1）黄疸。

（2）皮肤色素沉着。

（3）肝脾大。

（4）肝硬化和门脉高压症的体征，如腹水、浮肿、蜘蛛痣等。

（二）辅助检查

1. 生化检查

ALP、GGT 升高；胆红素及碱性磷酸酶升高是与梗阻性黄疸相关的指标；肝硬化时可出现血清转氨酶、谷氨酰转肽酶和球蛋白的升高，白蛋白减低。

2. 免疫学指标

免疫球蛋白升高，尤以 IgM 为著。大多数患者 ANA、AMA、抗 SMA 抗体均为阴性，约 20% 患者可出现这些抗体的低滴度阳性，还可见非特异性的 ANCA 阳性。

3. 血清铜

常见铜或铜蓝蛋白的升高。血清铜含量的增高与病情轻重无确定的相关，但肝组织和尿液中的铜含量与病情有一定的相关性。

4. 影像学检查

（1）内镜下逆行胰胆管造影（ERCP）　可以清楚显示肝内和肝外胆管的形态，以及胆管损害的轻重程度，对 PSC 的诊断有重要意义。

（2）经皮经肝胆管造影（PTC）　也可显示胆管形态，但若患者的胆管已出现显著的狭窄或闭塞时，可能会影响胆管显示的结果。

ERCP 或 PTC 检查可见肝内或肝外胆管呈现弥散性、节段性不规则狭窄，间隔以正常或扩张的胆管。胆管形状僵硬，分枝明显减少，呈现枯树枝样改变。少数患者的胰管也可受到影响，显示出与胆管类似的改变。

（3）超声　为无创性检查，有助于了解胆管病变，但不能替代逆行胰胆管造影。

（4）核磁共振胰胆管成像（MRCT）　对于可疑 PSC 患者，过去十年中 MRCP 已逐渐取代了 ERCP 检查。MRCP 表现主要为：局限或弥漫性胆管狭窄，期间胆管正常或继发性轻度扩张，典型者呈"串珠"状改变。显著狭窄的胆管在 MRCP 上显影不佳，表现为当多处不连续或呈"虚线"状，病变较重时可出现狭窄段融合，小胆管闭塞导致肝内胆管分支减少，其余较胆管狭窄、僵硬似"枯树枝"状，肝外胆管病变主要表现为胆管粗细不均，边缘毛糙欠光滑。

（5）肝脏活检　一般情况下不需要，只有小于 5% 的 PSC 患者为小胆管型 PSC，病变只累积小胆管，胆道成像正常，这时肝脏活检是必要的。

（三）诊断标准与鉴别诊断

1. 诊断

2015 年版《原发性硬化性胆管炎诊断和治疗专家共识》推荐诊断标准：

（1）患者出现胆汁淤积的临床表现及生化改变。

（2）胆道成像具备 PSC 典型的影像学特征。

（3）除外其他引起胆汁淤积。若胆道成像未见明显异常，但其他原因不能解释的 PSC 疑诊者，需要肝脏活检进一步确诊或除外小胆管型 PSC。

2. 鉴别诊断

（1）继发性硬化性胆管炎　一般可找出致病的原因，如胆管外伤或手术史、慢性反复胆道感染等。

（2）原发性胆汁性胆管炎　好发于中年女性，血清中常有高滴度的抗线粒体抗体，胆管造影时罕见不规则的狭窄和扩张。

（3）IgG4 相关性硬化性胆管炎　其胆道的病变与原发性硬化性胆管炎（PSC）十分相似，但不同之处在 IgG4 相关性硬化性胆管炎于对激素治疗敏感，且以血清 IgG4 浓度升高、组织中大量 IgG4 阳性浆细胞和淋巴细胞弥漫性或局限性浸润、纤维化和闭塞性静脉炎为主要病理特点。有学者认为 IgG4 相关性硬化性胆管炎是 PSC 的一种特殊类型，但目前国际上更倾向于认为它是独立疾病。

（4）自身免疫性肝炎　血清中常有高滴度的抗核抗体、抗平滑肌抗体和其他相关的自身抗体。肝活检病理可见汇管区周围的肝细胞有碎片样坏死，或汇管区间的坏死和小叶中心的坏死所形成的桥样坏死。

（5）继发于各种原因的肝外梗阻性黄疸。

【治疗及预后】

（一）治疗

目前仍缺乏有效的治疗方法，采用的治疗措施主要有：①免疫抑制剂：因其发病可能涉及自身免疫机制的异常，使用免疫抑制剂希望能减轻或阻止病变的发展；②针对胆汁淤滞的治疗；③针对合并症的治疗。

1. 药物治疗

（1）熊去氧胆酸　有保护肝细胞和胆管上皮、调节免疫功能和抗纤维化的作用，常用剂量为 250mg，每日 3 次，疗程一般需要一年以上。

（2）糖皮质激素　在疾病早期应用糖皮质激素治疗，可能对减轻病情进展有一定帮助，用法泼尼松 30～40mg/d。疾病晚期应用没有治疗效果。

（3）免疫抑制剂　硫唑嘌呤、环孢素及甲氨蝶呤可能有效。青霉胺及秋水仙碱无明确疗效。

（4）减轻皮肤瘙痒的药物　①考来烯胺：每日 3 次，每次 4g，进餐时口服，可见恶心、食欲减退等胃肠道副作用；②苯巴比妥：通过增强肝脏微粒体内的葡萄糖醛酸转移酶的活性，促进胆红素与葡萄糖醛酸结合，降低血清胆红素的浓度；③利福平：300～600mg/d，分 2 或 3 次口服。

2. 内镜下气囊扩张

肝外胆管有显著狭窄时，可于内镜下行气囊扩张或在狭窄部位放置支架，以改善胆汁的引流。但 PSC 的胆管狭窄可能是多部位的，给内镜下治疗带来困难。

3. 外科手术

肝门部位的胆管或胆总管有显著狭窄时，可行手术切除、肝外胆管扩张和胆管-空肠吻合术，以引流胆汁。

4. 肝移植

PSC 患者病情严重时可考虑行肝移植，术后一般情况和生活质量明显改善，部分患者肝移植后 PSC 可能复发。

（二）预后

目前对 PSC 缺乏有效的治疗方法，所以患者的预后较差，但其自然病程变异较大：一般发病年龄较轻的、有显著临床症状的、起病时血清胆红素明显增高的患者病情往往进展较快，其预后明显较无症状者差；肝内胆管有明显损害者预后较只有肝外胆管受累者差。导致死亡的主要原因是肝功能衰竭、门脉高压症并发食管静脉曲张破裂出血或并发胆管癌。

第二十章　纤维肌痛综合征

纤维肌痛综合征（FMS）是一种病因不明的以全身广泛性疼痛及明显躯体不适为主要特征的一组临床综合征。FMS 好发于女性，多见于 20～70 岁人群。病因及发病机制目前尚不清楚。

【诊断标准】

（一）临床表现

1. 疼痛

全身广泛存在的疼痛是 FMS 的主要特征。一般起病隐匿，大部分患者就诊时不能准确回忆起疼痛开始的时间。也有部分患者疼痛出现于外伤之后，并由局部逐渐扩展到其他部位。FMS 的疼痛呈弥散性，一般很难准确定位，常遍布全身各处，以颈部、肩部、脊柱和髋部最常见。疼痛性质多样，疼痛程度时轻时重，休息常不能缓解，不适当的活动和锻炼可使症状加重。劳累、应激、精神压力以及寒冷、阴雨气候等均可加重病情。

2. 压痛

FMS 唯一可靠的体征即全身对称分布的压痛点。在压痛点部位，患者对"按压"反应异常敏感，出现痛苦的表情或拒压、后退等防卫性反应。这些压痛点弥散分布于全身，常位于骨突起部位或肌腱、韧带附着点等处，仔细检查这些部位均无局部红肿、皮温升高等客观改变。大多数 FMS 患者压痛点的分布具有一致性，已确定的 9 对（18个）解剖位点为：枕骨下肌肉附着点两侧、第 5～7 颈椎横突间隙前面的两侧、两侧斜方肌上缘中点、两侧肩胛棘上方近内侧缘的起始部、两侧第二肋骨与软骨交界处的外上缘、两侧肱骨外上髁远端 2cm 处、两侧臀部外上象限的臀肌前皱襞处、两侧大转子的后方、两侧膝脂肪垫关节褶皱线内侧。

3. 疲劳及睡眠障碍

约 90% 以上的患者主诉易疲劳，约 15% 可出现不同程度的劳动能力下降，甚至无法从事普通家务劳动。患者常诉即使在清晨醒后也有明显疲倦感。90%～98% 的患者伴有睡眠障碍，表现为多梦、易醒、甚至失眠等。精神紧张、过度劳累及气候变化等均可加重上述症状。

4. 神经、精神症状

情感障碍是 FMS 常见临床症状，表现为情绪低落，对自己病情的过度关注，甚至呈严重的焦虑、抑郁状态。很多患者出现注意力难以集中、记忆缺失、执行功能减退等认知障碍。一半以上 FMS 患者伴有头痛，以偏头痛最为多见。眩晕、发作性头晕以及四肢麻木、刺痛、蚁走感也是常见症状，但无任何神经系统异常的客观证据。

5. 关节症状

患者常诉关节疼痛，但无明显客观体征，常伴有晨僵，活动后逐渐好转，持续时间常大于 1 小时。

6. 其他症状

约 30% 以上患者可出现肠激惹综合征，部分患者有虚弱、盗汗、体重波动以及口干、眼干等表现，也有部分患者出现膀胱刺激症状、雷诺现象、不宁腿综合征等。

（二）辅助检查

1. 实验室检查

血常规、血生化检查、红细胞沉降率、C - 反应蛋白、肌酶、类风湿因子等均无明显异常。部分患者存在体内激素水平紊乱，如血清促肾上腺皮质激素、促性腺激素释放激素、生长激素、类胰岛素生长激素 - 1、甲状腺激素等异常。脑脊液中 P 物质浓度可升高。偶有血清低滴度抗核抗体阳性或轻度 C3 水平减低。

2. 功能性磁共振成像

FMS 患者可能出现额叶皮质、杏仁核、海马和扣带回等激活反应异常，以及相互之间的纤维联络异常。

3. 评估量表

纤维肌痛影响问卷、疼痛视觉模拟评分法、Beck 抑郁量表、McGill 疼痛问卷调查、汉密尔顿焦虑量表、汉密尔顿抑郁量表等可以出现异常，有助于评价病情。

（三）诊断标准

不明原因出现全身多部位慢性疼痛，伴躯体不适、疲劳、睡眠障碍、晨僵以及焦虑、抑郁等，经体检或实验室检查无明确器质性疾病的客观证据时，需高度警惕 FMS。必须强调的是 FMS 并非"排除性疾病"，有其自身的临床特点。以往诊断多采用 1990 年美国风湿病学会提出的 FMS 分类标准，其内容如下：

1. 持续 3 个月以上的全身性疼痛

分布于躯体两侧、腰的上、下部以及中轴（颈椎、前胸、胸椎或下背部）等部位的广泛性疼痛。

2. 18 个已确定的解剖位点（见前述）中至少 11 个部位存在压痛

检查时医生用右手拇指平稳按压压痛点部位，相当于 $4kg/cm^2$ 的压力，使得检查者拇指指甲变白，恒定压力几秒钟。各压痛点检查方法一致，同时需使用相同方法按压前额中部、前臂中部、手指中节指骨、膝关节内外侧等部位，排除患者"伪痛"。

同时符合上述 2 个条件者，诊断即可成立。但该标准所强调的是 FMS 与其他类似疾病的区别，没有包括疲劳、睡眠障碍、晨僵等特征性的临床表现，应用该标准时应考虑到上述特点，以提高诊断的可靠性。FMS 诊断成立后，还必须检查有无其他伴随疾病，以区分原发性，抑或继发性。

2010 年美国风湿病学会提出了新的 FMS 诊断标准，新标准弃用了压痛点体检的方法，而以既定部位发生疼痛的数量（弥漫性疼痛指数，WPI）和症状严重程度两项主要判断指标进行诊断，更适用于临床医师，尤其是基层和全科医生。该标准的修订，更易量化，在临床中并不排他使用 1990 年的分类标准。

2016 年，美国风湿病学会再次对 2010 年标准进行了修订，具体如下（表 20 - 1）：

表 20 - 1　美国风湿病学会 2016 修订版纤维肌痛诊断标准

当患者的临床表现满足以下前 3 条时，则可诊断纤维肌痛综合征

（1）弥漫疼痛指数（WPI）≥7 和症状严重程度评分（SSS）≥5；或 WPI = 4 - 6 和 SSS≥9

（2）广泛性疼痛，定义为 5 个区域中至少有 4 个区域出现疼痛，其中颌、胸、腹部的疼痛不包含在广泛性疼痛定义内

（3）症状持续相同水平在 3 个月以上

（4）FM 的诊断不影响其他疾病的诊断，不排除其他临床重要疾病的存在。

说明：

1）弥漫疼痛指数（WPI）：指过去 1 周内下面 19 个部位中出现疼痛数量的积分，每个部位出现疼痛记 1 分（总分 19 分）。

左上区域（区域 1）：左颌 *、左肩胛带、左上臂、左下臂。

右上区域（区域 2）：右颌 *、右肩胛带、右上臂、右下臂。

左下区域（区域 3）：左髋（臀、大转子）、左大腿、左小腿。

右下区域（区域 4）：右髋（臀、大转子）、右大腿、右小腿。

中轴区域（区域 5）：颈部、上背部、下背部、胸部 *、腹部 *。

* 不包含在弥漫性疼痛定义内。

2）症状严重程度评分（SSS）：①疲劳感；②睡醒后仍觉困乏；③认知症状。

对于以上 3 个症状，用下述分级方法来标明过去 1 周内每个症状的严重程度：0 = 无问题；1 = 轻度，轻微或间断出现；2 = 中度，经常出现和/或中等水平；3 = 重度，持续出现影响生活的。

症状严重程度评分（SSS）是 3 个症状（疲劳感、睡醒后仍觉困乏、认知症状）严重程度评分的总分（0 ~ 9）加上过去 6 个月内下述 3 个症状的发生数量（0 ~ 3）的总和：①头痛（0 ~ 1）；②下腹疼痛或绞痛（0 ~ 1）；③心情压抑（0 ~ 1）。最终的症状严重程度评分是在 0 ~ 12 之间。

3）纤维肌痛严重程度积分（FS）是 WPI 和 SSS 的总和，该积分也被称作多症状忧虑（PSD）积分。

（四）鉴别诊断

1. 慢性疲劳综合征

该病以持续或反复发作的慢性疲劳为主要特征，与 FMS 的表现极为相似，但前者常突发起病，伴有上呼吸道感染或流感样症状，可出现反复低热、咽喉痛、颈或腋下淋巴结压痛，实验室检查常有抗 EB 病毒包膜抗原抗体阳性。慢性疲劳综合征与 FMS 有多项重叠症状，常同时存在。

2. 肌筋膜痛综合征

本病男性多见，系由肌筋膜痛性激发点受刺激所引起的局限性肌肉疼痛，常伴有远距离牵涉痛，肌肉激发点周围常可触及痛性拉紧的带状或条索状包块，可伴有受累肌肉的运动和牵张范围受限、肌力减弱等。

3. 风湿性多肌痛

本病为急性或亚急性起病，主要表现为颈、肩带、骨盆带肌肉对称性疼痛，无肌无力或肌萎缩。可有正色素正细胞性贫血，红细胞沉降率及 C - 反应蛋白明显升高为其特征，对小剂量糖皮质激素敏感。

4. 神经、精神系统疾病

FMS 患者出现头痛、头晕、四肢麻木、刺痛、蚁走感等症状时需与神经系统疾病相鉴别。出现情感障碍或认知障碍时需注意排除原发性精神疾病或某些器质性疾病所致的精神症状。

5. 其他疾病

如系统性红斑狼疮、多发性肌炎、类风湿关节炎、甲状腺功能减退症等都可表现

为肌痛、疲劳和全身乏力等，通过特征性的体征和特异的实验室异常不难鉴别。

【治疗原则及预后】

（一）治疗原则

FMS 的治疗应在医生与患者共同决定的基础上，采取循序渐进的步骤。首先是患者教育和非药物治疗，如果无效，进一步的治疗则应根据患者的具体情况考虑以下治疗方法：心理治疗（用于伴有情绪障碍或对应对措施无效的患者）、药物治疗（用于有严重疼痛或睡眠障碍的患者）以及（或）多元化康复治疗（用于严重失能的患者）。

1. 患者教育和非药物治疗

（1）患者宣教　紧张及压力是病情持续及加重的重要因。通过患者宣教，引导患者正确认识 FMS，减轻紧张情绪有助于 FMS 的缓解。

（2）功能锻炼　包括需氧运动和力量训练等，可减轻患者疼痛、疲劳症状，缓解压痛，改善患者自我评估，提高生活质量。

（3）其他　认知行为治疗、针灸、局部痛点封闭、水浴疗法、冥想运动治疗（气功、瑜伽或太极）和正念减压训练等可明显缓解疼痛、疲劳症状，提高生活质量。

2. 药物治疗

FMS 的发病主要与神经、心理因素相关，因此调节神经、心理方面的药物对本病的治疗效果较好。

（1）抗抑郁药　为治疗 FMS 的首选药物，可明显缓解疼痛，改善睡眠，调整全身状态，但对压痛点的改善效果不理想。①三环类抗抑郁药：阿米替林应用最为广泛，可明显缓解全身性疼痛，改善睡眠质量，提高患者情绪，但抗胆碱能作用明显，并常伴抗组胺、抗肾上腺素能等其他不良反应。②5－羟色胺再摄取抑制剂：该类药物疗效不优于三环类抗抑郁药，但与三环类抗抑郁药联合治疗效果优于任何一类药物单用。常用药物有氟西汀和舍曲林。③5－羟色胺和去甲肾上腺素再摄取抑制剂：常用药物包括度洛西汀、米那普伦和文拉法辛，对缓解疼痛，改善抑郁症状有效。④高选择性单胺氧化酶抑制剂：常用药物有吗氯贝胺，可缓解疼痛，调节情绪。该药禁止与三环类抗抑郁药、5－羟色胺再摄取抑制剂、5－羟色胺和去甲肾上腺素再摄取抑制剂以及度冷丁、可待因等联合使用。

（2）第二代抗惊厥药　普瑞巴林是首个被美国 FDA 批准用于 FMS 治疗的药物，不良反应呈轻、中度，与剂量相关，包括头晕、嗜睡、体重增加、水肿等。可与三环类抗抑郁药、5－羟色胺再摄取抑制剂或 5－羟色胺和去甲肾上腺素再摄取抑制剂等联合应用。

（3）非麦角碱类选择性多巴胺受体激动剂　普拉克索对部分患者疼痛、疲劳、躯体不适有一定缓解作用，对压痛点以及精神症状的改善也有一定作用。

（4）镇静药　有助于 FMS 患者改善睡眠，但对疼痛缓解效果不明显。

（5）其他　①5－HT 受体阻断剂托烷司琼可明显减轻疼痛，改善 FMS 症状。②肌松类药物如环苯扎林也用于 FMS 治疗，但疗效不明显。③非阿片类中枢性镇痛药曲马多可不同程度地缓解疼痛，但因其具有明显不良反应，如药物耐受性、成瘾性等，不推荐长期使用。④非甾体类消炎药（NSAIDs）常作为临床辅助用药，改善 FMS 疼痛。

⑤糖皮质激素对 FMS 无效。

其中，普瑞巴林、度洛西汀、米那普仑询证医学证据最多，已经通过美国食品药品监督管理局（FDA）批准用于治疗 FMS。根据主要症状选择最佳的治疗方式，起始低剂量治疗，然后缓慢加量。如何续贯或联合使用仍需临床个体化和更多研究探索。

（二）预后

大多数 FMS 患者在接受合适的治疗后都能获得一定程度的改善，预后良好。

第二十一章 骨关节炎

骨关节炎（OA）又称骨关节病，是一种最常见的关节疾病，以关节软骨的变性、破坏及骨质增生为特征。女性多于男性，发病与年龄、肥胖、炎症、创伤、性激素、代谢、遗传等多种因素有关。临床上 OA 的诊断主要依靠症状和影像学检查，其病变可累及全身多个关节，最常受累的部位依次为手的远端指间关节、膝、髋、第一腕掌及第一跖趾关节以及颈椎和腰椎。主要表现为关节疼痛、僵硬、肿大、畸形及功能障碍。

【诊断标准】

（一）临床表现

1. 常见症状

（1）关节疼痛 是最常见的症状，好发于负重关节，多为轻至中度疼痛，常在早晨和活动时加重。

（2）关节僵硬 多局限于病变关节，持续时间短，一般不超过 15～30min，活动后可缓解。

（3）活动障碍 随着病情缓慢进展，关节炎症病变，骨赘形成及关节内游离体，可导致关节活动受限。

（4）不同部位关节表现特点

①手关节：手部症状通常是双侧发作，关节受累也通常大致对称。以远端指间关节最常见，可见赫伯登结节，手近端指间可见布夏尔结节。少数病例表现为具有侵袭性的手部 OA，并可同时存在前述结节。病程呈亚急性或隐匿发作的疼痛、僵硬、软组织肿胀，有时还会出现感觉异常，可多关节同时发作。与结节性手部 OA 相比，侵蚀性手部 OA 的疼痛、压痛与炎症（温热、软组织肿胀、有时会出现红斑）更明显，持续时间更长，功能障碍结局比非侵蚀性手部 OA 更严重，而且侵蚀性 OA 与全身性 OA 无关。

②膝关节：通常累及双侧，但两侧严重程度可不同。蹲起或上下楼等动作时疼痛症状较明显，不能持重，病情重者可出现继发性膝内翻或外翻。是 50 岁以上成人中最常引发下肢残疾的原因。

③足：第一跖趾最常受累，通常双侧发病，第一跖趾关节骨性增大是一个常见表现。拇趾外翻畸形、拇趾僵直和交叉趾是常见的畸形。

④脊柱：好发部位为颈椎及腰椎，颈椎受累可出现颈部僵硬疼痛，活动不利，颈椎神经根受压可出现上臂放射痛，脊髓受压可引起肢体无力和麻痹，椎动脉受压可导致脑供血不足症状。腰椎以第 3、4 节最常受累，表现为腰部酸胀、疼痛、僵硬，弯腰受限，椎间盘病变可引起腰、臀疼痛并放射至下肢，椎管狭窄可出现间歇性跛行及马尾综合征。

⑤髋：髋关节 OA 往往在单侧发病，表现为髋部疼痛、隐痛、僵硬和活动受限。疼

痛常感觉位于腹股沟前部深层，也可累及大腿前内侧或上外侧，偶尔累及臀部。远端放射痛并不少见，可表现为大腿远端和（或）膝关节疼痛而无任何近端症状。从坐位起身时，以及在行走的最初阶段，疼痛加重尤其明显。

（5）特殊类型的骨关节炎

①全身性骨关节炎：累及多个指间关节，常有急性疼痛阶段，关节功能良好。

②侵蚀性炎症性骨关节炎：好发于绝经后女性，主要侵犯指间关节，放射学检查可见关节软骨丧失、骨赘形成、软骨下骨板硬化和明显的骨侵蚀。

③弥漫性特发性骨肥厚：多见于老年男性，主要侵犯脊柱，呈弥漫性骨赘大量增生，放射学可见特征性椎体前纵韧带及后纵韧带钙化。

2. 体征

（1）受累关节少，好发部位依次为手远端指间关节、膝、髋、脊柱、第一腕掌及第一跖趾关节。

（2）受累关节局部压痛，特别是关节某一点的局限性压痛。

（3）关节肿胀、增大，可由关节积液、滑膜增厚、软骨及骨边缘增生所致。

（4）受累关节活动时有响声（摩擦声），检查可感到"咔哒"声，多见于大关节。

（5）关节膨大，严重者可有关节蛇样畸形及方形手，或者膝内、外翻。

（二）实验室检查

（1）血常规、类风湿因子和抗核抗体一般正常。

（2）大多数红细胞沉降率正常，在疾病活动时可轻度至中度增快。

（3）C－反应蛋白、血清淀粉样蛋白A、α－酸性黏蛋白和触珠蛋白等急性时相反应蛋白增高，转铁蛋白轻度下降，以上指标和红细胞沉降率相关性良好，随关节炎症程度变化。

（4）滑液检查　滑液一般呈淡黄色透明，黏度多降低。白细胞总数轻度升高，多在 $2.0 \times 10^9/L$ 以下，分类以单个核细胞为主，呈轻度炎性改变。

（5）疾病活动时，血清硫酸角蛋白、透明质酸（玻璃酸）水平增高，滑液中透明质酸水平降低，尿中羟基赖氨酸吡啶酚和去氧赖氨酸吡啶酚水平明显增高。

（三）影像学检查

1. X线检查

非对称性关节间隙狭窄，宽度不均匀，软骨下骨增生、硬化，囊肿，关节边缘的骨质增生，骨赘形成，关节半脱位及关节游离体等。

2. CT、磁共振检查

可早期发现关节软骨、椎间盘突出、关节腔积液等病变情况；磁共振可发现韧带松弛病变，半月板变性、撕裂，滑囊和纤维囊病变等。

3. 超声波检查

可发现关节软骨的变化，半月板撕裂、变性，髌腱炎，肌腱炎。关节间隙不对称性狭窄、变性，骨赘形成，关节面下囊性变，腘窝囊肿，髌上囊肿和滑膜增厚，早期超声检查比X线灵敏。

（四）诊断标准

参照美国风湿病学会1995年修订的有关分类标准。根据患者的临床表现、体征、典型的 X 线改变，诊断并不困难。

1. 膝骨关节炎诊断标准

（1）临床症状

①近 1 个月大多数时间有膝痛。

②关节活动时有骨响声。

③晨僵<30min。

④年龄≥38 岁。

⑤膝检查有骨性膨大。

满足①+②+③+④条，或①+②+⑤条或①+④+⑤者，可诊断为膝骨关节炎。

（2）临床及放射学

①近 1 个月大多数时间有膝关节疼痛。

②X 线片示关节边缘骨赘。

③关节液实验室检查符合骨关节炎。

④年龄≥40 岁。

⑤晨僵<30min。

⑥关节活动时有骨响声。

满足①+②条或①+③+⑤+⑥条，或①+④+⑤+⑥条者，可诊断膝骨关节炎。

2. 手骨关节炎诊断标准

①近 1 个月大多数时间有手关节疼痛、发酸、发僵。

②10 个指间关节中，有骨性膨大的关节≥2 个。

③掌指关节肿胀≤2 个。

④远端指间关节骨性膨大 >1 个。

⑤10 个指间关节中，畸形关节≥1 个。

注：10 个指定关节含双侧第 2、3 指远端指间关节及近端指间关节，和第 1 腕掌关节。

满足①+②+③+④条或①+②+③+⑤条，可诊断为手骨关节炎。

3. 髋骨关节炎的诊断标准

（1）临床症状

①近 1 个月大多数时间有髋痛。

②髋内旋<15 度。

③ESR≤45mm/h（若无 ESR 结果，髋屈曲应≤115 度）。

④髋内旋 >15 度。

⑤髋内旋疼痛。

⑥髋晨僵≤60min。

⑦年龄 >50 岁。

满足①+②+③条，或①+④+⑤+⑥+⑦条者，可诊断髋骨关节炎。

（2）临床及放射学

①近 1 个月大多数时间有髋痛。

②ESR <20mm/h。

③X 线片股骨和（或）髋臼有骨赘。

④X 线片髋关节间隙狭窄。

满足①＋②＋③条或①＋②＋④条或①＋③＋④条者；可诊断髋骨关节炎。

【治疗原则】

治疗的主要目的是控制疼痛，最大限度的保护关节功能和降低致残率。临床多采用综合治疗，包括患者教育、药物治疗、理疗及外科治疗。

（一）**患者教育**

教育患者消除或避免致病因素，树立良好生活习惯。体重超重增加关节负担，增加疼痛，还使骨关节炎进展加快。控制体重一是要健康饮食、避免饮食过量，二是要有合理的运动锻炼。除了关节肿胀时需要限制活动外，骨关节炎患者应积极进行运动锻炼，达到保持肌肉强度和关节活动范围的目的。要注意选择合适的运动方式，如散步、游泳、打太极拳，平常可借助手杖、护膝、矫形鞋垫等；尽量减少爬山、爬楼、蹲起、提重物、长距离行走，走平缓的路，少走陡坡。

（二）**物理治疗**

理疗是一种减轻关节局部症状，改善关节活动度的有效治疗手段，尤其是症状较轻或者对药物不能耐受者，可作为一种主要的治疗方法应用。急性期理疗以能减轻关节肿痛的方法为主，如冷敷或热敷；慢性期应该以改善关节功能，加强局部血液循环的治疗方法为主，如蜡疗、水疗、红外线等。中医按摩、针灸等治疗具有一定效果。

（三）**药物治疗**

治疗药物可分为改善症状药、缓解病情药及软骨保护药。

1. 改善症状药

该类药物以消炎镇痛为主，主要用来控制关节局部症状，其中对乙酰氨基酚和非甾体抗炎药可作为一线用药。

（1）单纯性止痛药

①对乙酰氨基酚：是一种很好的解热镇痛药，一般剂量为 0.3 ~ 0.6g，一日 2 ~ 3 次，最大剂量每日不超过 4g，因该药有肝脏毒性及潜在的肾毒性，不宜大量及长期使用。

②曲马多：是一种麻醉性止痛药，适用于中、重度疼痛及非甾体抗炎药治疗无效或者有禁忌证的患者，每日 100 ~ 300mg，分 2 ~ 3 次口服，该药有胃肠、神经及成瘾性等不良反应，临床宜短期使用。

③外用镇痛药：因其副作用少常被患者接受，如辣椒碱软膏，可局部涂抹每日 3 ~ 4 次，2 ~ 3 天后可起效；中药贴剂可活血止痛，亦有良效。

（2）非甾体抗炎药（NSAIDs） 对于镇痛剂不能控制疼痛或有明显炎症表现者，可作为首选药。口服 NSAIDs 的疗效与不良反应在个体患者中不完全相同，应评估患者的胃肠道不良反应等危险因素后，选用非选择性 NSAIDs 或者 COX－2 抑制剂。如萘丁美酮、双氯芬酸、舒林酸、美洛昔康、阿西美辛、美洛昔康、塞来昔布等。需注意血常规、肝功能和肾功能改变。还可局部使用 NSAIDs 的乳胶剂、膏剂、贴剂。局部外用药可以有效缓解关节轻、中度疼痛，且不良反应轻微。

（3）糖皮质激素　对于伴发滑膜炎、有关节腔积液者，可关节腔注射糖皮质激素，常能迅速起效，改善关节肿痛，一般每年最多不超过 3~4 次。

2. 改善病情药及软骨保护剂

能缓解疼痛和改善关节功能，增强关节周围组织微循环，延缓病情进展。

（1）双醋瑞因　蒽醌类衍生物双醋瑞因，属于新一代改善病情用药。可抑制软骨和滑膜细胞的白细胞介素 -1 和金属蛋白酶的产生，抑制软骨降解，具有延缓病程，促进软骨合成，重塑关节结构的治疗作用，可改善关节疼痛和关节功能障碍等症状。常用剂量每次 50mg，每日 2 次，疗程 6 个月，有良好的胃肠道耐受性，少数可出现腹泻。

（2）氨基葡萄糖　可刺激软骨蛋白聚糖和透明质酸的生物合成，促进软骨基质的修复和重建，对延缓骨关节炎的病理进程及疾病进展具有潜在作用，适用于早期患者，关节软骨轻度或中度磨损，也可作为预防性用药。临床用药主要有硫酸或盐酸氨基葡萄糖，本品口服易吸收，常用剂量为每日口服 150mg，分 2~3 次使用，持续用药 8 周以上，使用一年疗效更稳定。

（3）透明质酸钠　具有保护、减震和润滑关节、限制炎症细胞和炎症介质扩散的作用，关节腔内注射有助于维持滑液及软骨基质黏弹性。一般 2ml 关节腔内注射每周 1 次，连续 3~5 次，作用可持续半年左右，间隔 6~12 个月可重复治疗。局部不良反应少，个别患者可有短暂关节痛和肿胀。

（四）外科治疗

在内科治疗无效，并出现严重关节功能障碍时，可考虑外科治疗。

第二十二章 痛 风

痛风是一种单钠尿酸盐（MSU）沉积所致的组织破坏，常表现为晶体相关性关节病，是由人体内嘌呤代谢紊乱及（或）尿酸排泄减少导致体内血清尿酸水平升高所引起，长期的高尿酸血症最终会导致患者出现关节破坏和肾功能异常。通常情况下痛风可分类为原发性和继发性两种，原发性痛风有一定的家族遗传性，约 20% 的患者有阳性家族史，绝大多数发病原因不明。继发性痛风常发生于其他疾病过程中，如肾脏病、血液病，或由于服用某些药物、肿瘤放化疗等多种原因引起。痛风见于世界各地区、各人群，常与肥胖、高脂血症、糖尿病、高血压及心脑血管病伴发。

【诊断标准】

（一）临床表现

男性多见，女性患者大多出现在绝经期后。按照痛风的自然病程可分为急性期、间歇期、慢性期。

1. 症状

（1）突发关节红肿、疼痛剧烈，累及肢体远端单关节、特别是第一跖趾关节多见，常于 24h 左右达到高峰，数天至数周内自行缓解。

（2）早期使用秋水仙碱可迅速缓解症状。

（3）饱餐、饮酒、过劳、局部创伤等为常见诱因。

（4）上述症状可反复发作，间歇期无明显症状。

（5）皮下可出现痛风石结节。

（6）随病程迁延，受累关节可持续肿痛，活动受限。

（7）可有肾绞痛、血尿、尿排结石史或腰痛、夜尿增多等症状。

2. 体征

（1）急性单关节炎表现，受累关节局部皮肤紧胀、红肿、灼热，触痛明显。

（2）部分患者体温升高。

（3）间歇期无体征或仅有局部皮肤色素沉着、脱屑等。

（4）耳廓、关节周围偏心性结节，破溃时有白色粉末状或糊状物溢出，经久不愈。

（5）慢性期受累关节持续肿胀、压痛、畸形甚至骨折。

（6）可伴水肿、高血压、肾区叩痛等。

（二）辅助检查

1. 血尿酸的测定

男性为 $210 \sim 416 \mu mol/L$（$35 \sim 70 mg/L$）；女性为 $150 \sim 357 \mu mol/L$（$25 \sim 60 mg/L$），绝经期后接近男性。国际上对高尿酸的定义为正常嘌呤饮食状态下，非同日 2 次空腹血尿酸水平，如果男性血尿酸 $> 420 \mu mol/L$（$70 mg/L$），女性血尿酸水平 $> 360 \mu mol/L$（$60 mg/L$）。由于血尿酸受多种因素影响，存在波动性，应反复测定。在血尿酸水平持续增高者中，最终仅有 10% 左右高尿酸血症患者罹患痛风。

2. 尿尿酸的测定

低嘌呤饮食 5 天后，留取 24 小时尿，采用尿酸酶法检测。正常水平为 1.2～2.4mmol（200～400mg），大于 3.6mmol（600mg）为尿酸生成过多型，仅占少数；多数小于 3.6mmol（600mg）为尿酸排泄减少型。实际上不少患者同时存在两种缺陷，而以其中一种为主。

3. 滑液及痛风石检查

急性关节炎期，行关节穿刺抽取滑液，在偏振光显微镜下，滑液中或白细胞内有负性双折光针状尿酸盐结晶，阳性率约为 90%。穿刺或活检痛风石内容物，亦可发现同样形态的尿酸盐结晶。此项检查具有确诊意义，应视为痛风诊断的"金标准"。

4. X 线检查

急性关节炎期可见软组织肿胀；慢性关节炎期可见关节间隙狭窄、关节面不规则、痛风石沉积，典型者骨质呈类圆形穿凿样或虫噬样缺损、边缘呈尖锐的增生钙化，严重者出现脱位、骨折。

5. 双源 CT（DECT）

双源 CT 利用其独有的双能量成像技术，可以将人体内的痛风结石、尿酸盐结晶、骨骼、肌腱与韧带、血管的 CT 进行清晰的高质量三维成像，能够对尿酸盐结晶沉积导致的痛风石进行定量测量，可以鉴别尿酸盐结晶沉积与非尿酸盐结晶沉积，可以直观的观察关节及周围软组织中痛风石的大小、多少、分布范围以及对骨骼的腐蚀程度。但是 CT 不能显示关节腔内病变以及滑膜炎、肌腱炎或骨炎等病变，因此对于早期尚未出现骨侵蚀或痛风石的痛风性关节炎患者，并不能通过双源 CT 检查来做出诊断，且这种 CT 检查存在检查时间长、有放射性、价格昂贵等缺点，给患者带来一定的经济负担。

6. 超声检查

由于大多尿酸性尿路结石 X 线检查不显影，可行肾脏超声检查。肾脏超声检查亦可了解肾损害的程度。高频超声技术检查特别有助于痛风性关节炎的早期诊断和与其他类型关节炎的鉴别诊断，可以多平面、实时、动态地观察不同部位的尿酸盐沉积、骨质损害以及周围软组织炎症及微循环变化，还能评估痛风性关节炎治疗效果及病变进展情况。具有可移动性、无辐射性、可重复性、实时性、检查费用低廉等优点。

（三）诊断标准

1. 急性痛风性关节炎

目前采用的分类标准是 2015 年由美国国立卫生研究院和关节炎基金会，以及美国风湿病学会（ACR）和欧洲抗风湿病联盟（EULAR）联合推出，分类标准包含 3 个项目，8 个条目，共计 23 分，但只需满足 8 分即可诊断痛风性关节炎。诊断实践中应注意与风湿热、丹毒、蜂窝组织炎、化脓性关节炎、创伤性关节炎、假性痛风等相鉴别。

该分类标准平衡了敏感性和特异性，总分 ≥8 分可诊断痛风。满足上述临床表现、实验室检查、影像学 3 方面的标准，其敏感性、特异性达 92% 和 89%。若不考虑后 2

项，仅纳入临床表现，其敏感性、特异性分别为 85% 和 78%，曲线下面积为 0.89。

表 22 - 1　2015 年美国风湿病学会（ACR）和欧洲抗风湿病联盟（EULAR）分类标准

项目	分类	标准	得分
临床特点	受累关节	累及踝关节或足中段的但关节或寡关节炎	1
		累及第一跖趾关节的单关节炎或寡关节炎	2
发作时关节特点	患者自述或医师观察发现受累关节表面皮肤发红	符合 1 个发作特点	1
	受累关节明显触痛或压痛	符合 2 个发作特点	2
	受累关节活动受限或行走困难	符合 3 个发作特点	3
发作时间特点（符合 3 点中的 2 点且无论是否进行抗炎治疗）	24h 之内疼痛达峰值	有 1 次典型发作	1
	14d 之内疼痛缓解	反复典型发作	2
	2 次发作期间疼痛完全缓解		
痛风石的临床证据	痛风石为皮下结节，常见于耳廓、关节、双肘鹰突滑囊、指腹，表面皮肤薄且覆有较多血管，皮肤破溃后可向外排出粉笔屑样尿酸盐结晶	有	4
实验室检查	血尿酸水平（尿酸酶法）；应在发作 4 周后（即发作期间）且还未行降尿酸治疗的情况下进行检测，有条件者可重复检测。取检测的最高值进行评分	<4mg/dl （<0.24mmo/L）	-4
		6 ~ 8mg/dl（0.36 ~ <0.48mmol/L）	2
		8 ~ <10mg/dl（0.48 ~ <0.60mmol/L）	3
		≥10mg/dl（≥0.60mmol/L）	4
	对发作关节或者滑囊的滑液进行分析（应由受过培训者进行评估）	尿酸盐阴性	-2
影像学表现	发作关节或滑囊尿酸盐沉积的影像学表现：①超声表现有双轨征；②双能 CT 有尿酸盐沉积	有任意一种表现	4
	痛风关节损害的影像学表现：X 线显示手和（或）足至少 1 处骨侵蚀	有	4

2. 间歇期痛风

通常无任何不适或症状或仅有轻微关节症状，需依赖既往病史及高尿酸血症。

3. 慢性期痛风

痛风石形成或关节症状持续不能缓解，结合 X 线片或结节活检找尿酸盐结晶。应与类风湿关节炎、银屑病关节炎、骨肿瘤等鉴别。

4. 肾脏病变

尿酸盐肾病最初表现为夜尿增加，之后可见尿比重下降、血尿、蛋白尿，甚至肾功能不全，应与肾脏疾病引起的继发性痛风鉴别。尿酸性尿路结石可通过超声检查发现，X 线不显影。对于肿瘤广泛播散或接受放化疗的患者突发急性肾功能衰竭、血尿酸急骤升高，则应考虑急性尿酸性肾病。

【治疗原则】

（一）一般治疗

1. 饮食控制

痛风患者应采用低热能膳食，保持理想体重，同时，避免高嘌呤以及高果糖含量饮食。严格戒饮各种酒类，多饮水，保持每日尿量应在2000ml以上。

2. 避免诱因

避免暴食酗酒、受凉受潮、过度疲劳、受伤、精神紧张，慎用影响尿酸排泄的药物。

3. 防治伴发疾病

同时治疗伴发的高脂血症、糖尿病、高血压病、冠心病、脑血管病等。

（二）急性痛风性关节炎的治疗

卧床休息、抬高患肢、避免负重。如果发病前没有服用降尿酸药物者，勿开始加用降尿酸药物，如果一直服用降尿酸药物，建议继续按照原来药物剂量继续服用（不建议此时再额外增加剂量），以免引起血尿酸波动，延长发作时间或引起转移性痛风。

1. 秋水仙碱

大部分患者于用药后24小时内疼痛可明显缓解，口服给药0.5mg/h或1mg/2h，直至出现3个停药指标之一：①疼痛、炎症明显缓解；②出现恶心呕吐、腹泻等；③24h总量达6mg。若消化道对秋水仙碱不能耐受，也可用0.9%氯化钠溶液将秋水仙碱1mg稀释到20ml缓慢静脉注射（＞2～5min），起效迅速无胃肠道反应，单一剂量不超过2mg，24h总量4mg。秋水仙碱治疗剂量与中毒剂量十分接近，除胃肠道反应外，可有白细胞减少、再生障碍性贫血、肝细胞损害、脱发等，有肾功能不全者慎用。

最新的研究表明每日1～2mg的剂量，也能迅速改善症状，而减少副作用，并可预防发作，更易被临床接受，发作的时越早使用效果越好，第一次使用可给予秋水仙碱1mg，其后0.5mg，每天2次，根据具体病情可用至1～6个月，预防发作。

2. 非甾体抗炎药（NSAIDs）

多用于急性发作，常使用足量，症状缓解后减量。而选择性环氧化酶－2抑制剂依托考昔的临床研究提示疼痛缓解后继续使用有预防发作的作用，长期使用NSAIDs需考虑其带来的潜在副作用。常见的副作用为胃肠道症状，也可能加重肾功能不全，影响血小板功能等。活动性消化性溃疡者禁用。

3. 糖皮质激素

常用于秋水仙碱和非甾体抗炎药无效或不能耐受者。建议口服糖皮质激素治疗，症状缓解后日内逐渐减量停药；或复方倍他米松注射液1ml肌内注射或关节腔注射。

（三）间歇期和慢性期的治疗

目的是控制血清尿酸浓度在达标水平（为了有效防止痛风的发生及复发，应将血尿酸控制在360μmol/L以内，为了促进痛风石吸收和预防关节破坏以及肾损害，将血尿酸维持在300μmol/L以下）。同时为预防降尿酸过程中关节炎急性发作，也可同时预防性服用秋水仙碱0.5mg，每日1～2次，或使用非甾体抗炎药。一旦某种降尿酸药物单药治疗效果不佳、血尿酸 > 540μmol/L、痛风石大量形成者，可两类降尿酸药物合用。

1. 促尿酸排泄药

适用于肾功能正常或轻度异常（内生肌酐清除率 < 30ml/min 时无效）、无尿路结石及尿酸盐肾病患者。苯溴马隆 50mg 每日 1 次，逐渐增加至 100mg 每日 1 次。可同时服用碱性药物，如碳酸氢钠 1~2g，每日 3 次，使尿 pH 保持在 6.5 左右（但不可过碱，以防钙质结石形成），同时大量饮水保持尿量。主要副作用为胃肠道反应，如腹泻，偶见皮疹、过敏性结膜炎及粒细胞减少等，近年来，不断有苯溴马隆导致肝功能损害的报道。

2. 抑制尿酸生成药

用于尿酸产生过多型的高尿酸血症或不适合使用促尿酸排泄药物者，也可用于继发性痛风。别嘌醇通常剂量 100mg 每日 1 次，渐增至 100~200mg，每日 3 次。一日最大剂量 800mg，超过 300mg 需分次服。主要不良反应有胃肠道反应、皮疹、药物热、骨髓抑制、肝肾功能损害等，偶有严重的毒性反应。对于肾功能不全者，应减量使用。应定期检查肝、肾功能，血、尿常规等。

另外一种抑制尿酸生成药物是非布司他，该药是一种新型非嘌呤类选择性黄嘌呤氧化酶抑制剂。2009 年美国 FDA 批准上市（近 40 年来美国 FDA 批准的第一个用于治疗高尿酸血症药物），用于长期治疗痛风高尿酸血症患者，不推荐用于无高尿酸血症的痛风患者，2013 年在中国上市。对黄嘌呤氧化酶具有高度选择性抑制，而不会影响其他嘌呤、嘧啶合成和代谢，不良反应较少，另外，又可以同时抑制氧化型和还原型的黄嘌呤氧化酶，小剂量即可发挥较高活性，具有强力降低血尿酸的作用；对于不适合于别嘌呤醇治疗的患者疗效确切且安全，耐受性良好。

（四）肾脏病变的治疗

积极控制血尿酸水平，碱化尿液，多饮多尿。痛风性肾病者，避免使用影响尿酸排泄的噻嗪类利尿剂、呋塞米、依他尼酸等，可选用螺内酯等。可选用兼有利尿和碱化尿液作用的碳酸酐酶抑制剂乙酰唑胺。降压可用血管紧张素转换酶抑制剂，避免使用减少肾脏血流量的 β 受体阻断剂和钙通道阻滞剂；其他治疗同各种原因引起的慢性肾损害。尿酸性尿路结石，大部分可自行溶解、排出，也可加用碳酸氢钠或枸橼酸氢钾钠，把尿 pH 维持在 6.2~6.8 之间，能够有效促进尿路结石溶解，对于体积大且固定的结石，可体外碎石或手术治疗。急性尿酸性肾病，除使用别嘌醇积极降低血尿酸外，应按急性肾功能衰竭进行处理。慢性肾功能不全，必要时可作肾移植。

（五）无症状高尿酸血症的治疗

血尿酸水平在 540μmol/L 以下且无痛风家族史者，应控制饮食，碱化尿液，避免诱因，一般无需用药治疗，但需密切随访。血尿酸在 540μmol/L 以上的，应使用降尿酸药物。如果并发高血压病、糖尿病、高脂血症、心脑血管病等，在治疗并发症同时，适当降低血尿酸。

第二十三章　莱　姆　病

莱姆病是一种由伯氏疏螺旋体所引起的，以硬蜱为主要传播媒介的自然疫源性疾病。主要经蜱叮咬人、兽而传染。除南北极外，莱姆病在全球均有发病报道，多见于北美洲及欧洲，我国主要在东北林区、西北林区和华北的部分地区流行。莱姆病临床表现多样，包括皮肤慢性游走性红斑、脑膜炎、颅神经炎、神经根炎、关节炎、慢性萎缩性肢皮炎等，此外，还可引起精神异常，危害严重。

目前已知对莱姆病具有致病作用的螺旋体共有 6 种，不同地区的致病原存在差异，北美洲的主要为伯氏疏螺旋体，少数由 mayonii 疏螺旋体致病；亚洲及欧洲常见的致病原为伽氏疏螺旋体及阿氏疏螺旋体，少数欧洲病例由伯氏疏螺旋体引发，更少病例由 spielmanii 疏螺旋体或 bavariensis 疏螺旋体致病。不同致病原感染的患者在临床表现及严重程度上不尽相同。

【诊断标准】

（一）临床表现

莱姆病的潜伏期为 3～32 天，平均 9 天。该病典型临床表现可以分为三个阶段：早期局限阶段、早期播散阶段和晚期。部分患者出现症状时便表现为晚期特点。

早期局限阶段的典型临床表现为游走性红斑。游走性红斑在被咬后 3～30 天出现，通常在 1～2 周内出现，皮疹位于被咬部位，多为腋窝、腹股沟、腘窝或腰际，疼痛不明显，可伴痒感和热感。皮疹于数日至数周内扩散，中央变淡，最大直径可达 20cm 以上，并呈现为靶样或牛眼样，病理检查血管内皮损伤。其他症状包括发热、乏力颈部僵硬、肌肉、关节痛等类似病毒感染的非特异表现。本阶段实验室检查可能观察到白细胞升高或减低、贫血、转氨酶升高、肌酶升高、血沉增快等非特异表现，虽然接近半数患者在该阶段可能获得阳性血培养结果，但疏螺旋体培养目前在临床还不可行。

早期播散阶段是本病的第二阶段。表现为心脏和神经系统疾病，出现于蜱虫叮咬后的数周至数月内。心脏表现为阵发性房室传导阻滞，轻重交替，多较轻微，严重者可出现心包炎、心功能不全，罕有心源性猝死的报道；神经受累表现多样，典型的三联征包括脊髓炎、颅神经病和感觉或运动神经根病。颅神经是莱姆病最常累及的神经，可导致双侧颅神经麻痹。本病还可累及眼部，角膜炎相对常见。部分欧洲患者会出现疏螺旋体相关皮肤淋巴瘤，多可自行消退。

晚期阶段于感染后数月至数年出现。表现包括关节炎、神经系统异常和慢性皮肤改变等。下肢大关节为常见受累部位，可伴有滑囊、肌腱炎症，少数患者可出现骨质侵蚀。慢性神经系统病变主要表现为轻度认知障碍，部分患者出现慢性轴索性多神经病。慢性萎缩性肢皮炎是一种不常见的慢性皮肤症状，起初以皮肤色素脱失、代之以红紫色肿胀改变出现，后期范围扩大、皮肤最终变薄变皱，致使深部静脉非常明显。

部分患者经过治疗后，遗留头痛、乏力、关节痛等症状，称为莱姆病后综合征。

（二）实验室检查

1. 血常规及一般检查

白细胞多在正常范围，偶有升高伴核左移。红细胞沉降率增快。类风湿因子阴性。循环免疫复合阳性。血清中冷沉淀免疫球蛋白可阳性，转氨酶可升高。

2. 病原学检测

对于莱姆病的病原学检测方法包括直接检测法、分离培养法。从临床标本（病灶皮肤、滑膜、淋巴结、脑脊液等）分离出莱姆病螺旋体是诊断莱姆病的"金标本"。然而，这种方法分离率低，且成本高、耗时长，莱姆病病原体的生长缓慢，病原分离的诊断价值不及血清学诊断法。通过聚合酶链反应（PCR）技术检测病原体，灵敏度和特异性高，快速方便，需要的样本量少，尤其适用于发病早期的实验室诊断。其他的检测新方法包括蛋白质芯片检测技术、表面等离子共振（SPR）技术和半导体量子点荧光免疫分析（QDsFIA）技术等。

3. 血清学检测

针对莱姆病螺旋体特异性抗体的检测方法包括间接免疫荧光抗体法（IFA）、间接酶联免疫吸附试验（ELISA）、酶联荧光测定（ELFA）、免疫层析法、免疫斑点印迹法、蛋白印迹试验（WB）和补体结合试验（CFT）等。ELISA 比 IFA 敏感，但两种方法在诊断时都会出现假阳性现象。当有阳性或可疑样本时，应再用免疫印迹法（WB）验证。目前，国际上推荐两步血清学检测法，即第一步用免疫荧光法或酶联免疫吸附试验检测抗体，第二步用免疫印迹法对上述阳性标本作进一步的验证。

（三）诊断标准

莱姆病的诊断主要根据流行病学史、临床表现和实验室检查结果。美国疾病控制中心提出，符合下列任何 1 条者均可诊断为莱姆病。

（1）在流行地区，慢性游走性红斑（单个红斑的直径必须至少为 5cm，并应由医生检查确定）或抗伯氏疏螺旋体抗体滴度≥1∶256，及≥1 个器官系统受累。

（2）在非流行地区，慢性游走性红斑及抗伯氏疏螺旋体抗体滴度≥1∶256，或慢性游走性红斑及≥1 个器官系统受累，或抗体滴度≥1∶256 及≥1 个器官系统受累。

【预防及治疗原则】

（一）预防

莱姆病的预防主要采用综合措施，即环境防护、个体防护和预防注射相结合的措施，定期消灭传播媒介老鼠、蜱类等，对饲养的放牧动物定期驱除寄生虫。采取灭蜱和人畜不要到有蜱隐匿的灌木丛等地区的方法。若必须进入时，应加强防护，防止蜱的叮咬；离开疫区时，加强检疫，发现病例及时采取治疗措施。治疗咬伤，可先用乙醚或氯仿等滴在蜱体上使其麻醉，将蜱取下，避免蜱的假头断在皮肤内。临时无乙醚等物，可用搽手油一类的黏稠物涂在蜱体上使其窒息而取下，或者用手捏住蜱，轻轻摇动，然后再从皮肤垂直方向拔出。

（二）对症治疗

在治疗期和恢复期要注意患者的饮食调理，嘱患者卧床休息，注意补充营养及液体，应摄入足够的蛋白质和维生素，有神经系统症状的病人要给予大量的维生素 B、维生素 E 及维生素 C，对有关节炎和神经系统损害且疼痛剧烈者，可使用小剂量激素配合大量抗生素进行治疗。有发热或疼痛的患者可以使用解热镇痛药。高热及全身症状严重者，给予类固醇制剂。

（三）病原学治疗

莱姆病的主要治疗方法是应用口服和静脉注射抗生素，以消灭病原螺旋体。对伯氏疏螺旋体敏感的抗生素有四环素、氨苄西林、头孢曲松、亚胺培南、青霉素 G 和氯霉素等。首选青霉素、红霉素及第三代头孢菌素及四环素类。病原治疗的过程中可给予肾上腺皮质激素预防赫氏反应。

（1）早期单纯游走性红斑或伴有感冒样症状可口服强力霉素或阿莫西林 10～30 天，应用头孢呋辛也可获得满意效果。但对全身性红斑，需用大剂量青霉素才有效。目前并无确切证据表明糖皮质激素能够改善疾病预后。

（2）出现单纯面神经麻痹症状时，可肌内注射青霉素 80 万单位，每天 3 次，连续用药 10～14 天。出现脑膜炎、周围神经炎、脑炎、神经根炎时，选用头孢曲松或大剂量青霉素 14～21 天。脑脊髓炎的治疗需 30 天。

（3）有心脏病，特别是心肌炎需选用头孢曲松或大剂量青霉素 14～21 天。

（4）有关节炎出现时，可口服强力霉素 100mg、2 次/日或青霉素 2000 万单位/日，14～20 天。

（四）疫苗

针对莱姆病疫苗的研究，在抗伯氏疏螺旋体免疫方面取得了重要进展，包括激发保护性应答的抗原，今后研制多种基因种多价亚单位混合疫苗仍将是重要的研究方向。

第二十四章　风　湿　热

风湿热是上呼吸道 A 组乙型溶血性链球菌感染后引起的一种自身免疫性疾病，可引起全身多器官系统病变，以关节、心脏、皮肤和神经系统多见。本病有反复发作倾向，反复心脏炎可导致风湿性心脏病的发生和发展。本病多发于冬春阴雨季节，潮湿和寒冷是重要诱因。初发年龄以 9 ~ 17 岁多见，主要发生在学龄期，偶可见于 30 ~ 40 岁成年人。男女发病相当。居室过于拥挤、营养低下有利于链球菌繁殖和传播，多造成本病流行。A 组乙型溶血性链球菌已被公认是本病最主要的致病因子。

【诊断标准】

（一）临床表现

1. 前驱症状

在典型症状出现前 2 ~ 6 周，常有上呼吸道链球菌感染（咽喉炎或扁桃体炎等）表现，如发热、咳嗽、咽痛、颌下淋巴结肿大等症状。但临床上超过半数患者因前驱症状轻微或短暂而未能主诉此现病史。

2. 典型表现

风湿热有五个主要表现：关节炎、心脏炎、皮下结节、环形红斑、舞蹈病。

（1）关节炎　是最常见的临床表现。关节炎特点为游走性、多发性，以膝、踝、肘、肩等大关节受累为主，局部可有红、肿、灼热、疼痛和压痛，有时有积液。关节痛可继气候变冷或阴雨而出现或加重。关节疼痛很少持续 1 个月以上，通常在 2 周内消退。轻症及不典型病例可呈单关节或寡关节、少关节受累。关节炎发作之后不遗留关节变形。非甾体抗炎药对缓解关节症状疗效颇佳。

（2）心脏炎　心脏炎可累及心包、心外膜、心肌、心内膜，临床表现多样：①窦性心动过速（入睡后心率仍 >100 次/分）常是心脏炎的早期表现。②瓣膜炎：二尖瓣和主动脉瓣最易受累。二尖瓣炎时可有心尖区高调、收缩期吹风样杂音或短促低调舒张中期杂音（Carey coombs 杂音）。主动脉瓣炎时在心底部可听到舒张中期柔和吹风样杂音。③心包炎：多为轻度，超声心动图可测出心包积液，心脏炎严重时可出现充血性心力衰竭。④轻症患者可仅有无任何其他病理或生理原因可解释的进行性心悸、气促加重（心功能减退表现），或仅有头晕、疲乏、软弱无力的亚临床型心脏炎表现。在初次发病的有关节炎的风湿热患者中的 50% 合并心脏炎。约 50% 的心脏受累的成年患者，其心脏损害在更晚时才被发现。

（3）环形红斑　发生率为 6% ~ 25%，为淡红色环状红晕、中央苍白，多分布在四肢近端和躯干，时隐时现，骤起，数小时或 1 ~ 2 天消退。环形红斑常在链球菌感染之后较晚才出现。

（4）皮下结节　发生率为 2% ~ 16%。为稍硬、无痛性小结节，位于关节伸侧的皮下组织，与皮肤无粘连，无红肿炎症改变，好发于肘、膝、枕或胸腰椎棘突处。皮肤和皮下组织的表现不常见，通常只发生在已有关节炎、舞蹈病或心脏炎的患者中。结节通常存在 1 周或数周，但很少持续 1 个月以上。

（5）舞蹈病　常发生于 4～7 岁儿童。一般出现在初次链球菌感染后 2 个月或以上，系由风湿热炎症侵犯脑基底节所致。表现为一种无目的、不自主的躯干或肢体动作，面部可表现为挤眉眨眼、摇头转颈、努嘴伸舌，肢体可表现为伸直和屈曲、内收和外展、旋前和旋后等无节律的交替动作，情绪常不稳定，激动兴奋时加重，睡眠时消失，需与其他神经系统的舞蹈症相鉴别。国内报告发生率 3% 左右，国外报告高达 30%。

（6）其他症状　50%～70% 患者有不规则发热，中度发热较常见，亦可有高热，但发热无诊断特异性。其他症状包括多汗、鼻衄、瘀斑、腹痛，腹痛有时误诊为阑尾炎或急腹症，此可能为肠系膜血管炎所致。有肾损害时，尿中可出现红细胞及蛋白。

（二）实验室检查

1. 咽拭子

阳性率在 20%～25% 左右，优点为简单易行，但应在抗生素使用前留取。

2. 抗链球菌溶血素"O"（ASO）

阳性率在 40%～60% 左右，优点为方法简单、重复性好，易于标准化，费用较低，是最常用的链球菌抗体血清试验。

3. 抗 DNA 酶 - B

阳性率均在 50%～85% 左右，其高峰维持时间较长，发病后 4～6 周达高峰，可持续数月之久，对来诊较晚或迁移活动的病例有重大意义。

4. 急性期反应物

风湿热急性期患者红细胞沉降率（ESR）和 C - 反应蛋白阳性率较高，约达 80% 左右。但来诊较晚或迁延型风湿热的患者，ESR 增高仅见于 60% 左右患者，CRP 阳性率可下降至 25%，但血清糖蛋白电泳 α_1 及 α_2 增高可达 70%，较前两者敏感。

5. 非特异性免疫指标

如免疫球蛋白（IgM、IgG）、循环免疫复合物和补体 C3 增高约见于 50%～60% 患者。

（三）心电图及影像学检查

心电图检查有助于发现窦性心动过速、P - R 间期延长和各种心律失常。超声心动图可发现早期、轻症心脏炎以及亚临床型心脏炎，目前认为最具有诊断意义的超声改变为：①瓣膜增厚：可呈弥漫性瓣叶增厚或局灶性结节样增厚；②二尖瓣脱垂；③瓣膜返流；④心包积液。心肌核素检查可测出轻症及亚临床型心肌炎。

（四）诊断标准

诊断多采用美国心脏病学会于 1992 年修订的 Jones 标准（表 24 - 1）。

表 24 - 1　1992 年最新修订的 Jones 标准

主要表现	次要表现	有前驱的链球菌感染证据
心脏炎	关节痛	咽拭子培养或快速链球菌抗原试验阳性
多关节炎	发热	链球菌抗体效价升高
舞蹈病	急性反应物（ESR、CRP）增高	
环形红斑	P - R 间期延长	
皮下结节		

如有前驱的链球菌感染证据，并有 2 项主要表现或 1 项主要表现加 2 项次要表现者高度提示可能为急性风湿热。

但对以下 3 种情况，又找不到其他病因者，可不必严格遵循上述标准，即：①以舞蹈病为唯一临床表现者；②隐匿发病或缓慢发生的心脏炎；③有风湿热史或现患风湿性心脏病，反复发作时更可能发生重度心脏受累。对于这些患者，符合 2 项主要表现、1 项主要表现 + 2 项次要表现或者 3 项次要表现，就足以诊断为复发性急性风湿热。

值得注意的是，不典型风湿热很有可能难以达到上述标准。另外，有些结缔组织病也可能满足上述标准，诊断时需注意鉴别。

（五）鉴别诊断

1. 类风湿关节炎

关节炎为持续性，小关节受累为主，伴晨僵，类风湿因子和抗环瓜氨酸多肽抗体阳性，关节骨破坏明显，长病程者会可见关节畸形。

2. 系统性红斑狼疮

有特殊的皮疹，如蝶形红斑、盘状红斑，常有肾及血液系统等多系统受累，多种自身抗体包括抗核抗体、抗 dsDNA 及抗 Sm 抗体阳性。

3. 其他反应性关节炎

有肠道或泌尿道感染史，以下肢关节炎为主。伴肌腱端炎、腰痛，HLA - B27 阳性。

4. 结核性风湿症（Poncet 病）

有结核感染史，结核菌素皮试阳性，多为下肢关节红肿，关节炎多见，抗结核治疗有效。

5. 亚急性感染性心内膜炎

有进行性贫血、瘀斑、脾肿大、血栓栓塞，血培养阳性。

6. 病毒性心脏炎

有鼻塞、流涕、流泪等病毒感染前驱症状，病毒抗体效价明显增高，有明显及顽固的心律失常。

【预防、治疗原则及预后】

（一）预防

1. 一级预防

对 A 组乙型溶血性链球菌感染的咽炎进行及时诊断和恰当的抗生素治疗可预防急性风湿热的发生。

2. 二级预防

有急性风湿热既往史的患者再发生链球菌咽炎时，风湿热复发的风险高，而且每次复发时风湿性心脏病会进展。因此，防止风湿性心脏病加重的最有效方法是预防链球菌咽炎复发。推荐持续予以抗生素预防性治疗，优选长效的苄星青霉素，肌内注射给药，每 21 ~ 28 日 1 次。需要持续预防的人群有：有明确急性风湿热病史的患者，包括以舞蹈病为唯一临床表现的病例；以及有确切风湿性心脏病证据的患者。口服预防可选择青霉素 V、大环内酯类或磺胺嘧啶。总疗程取决于复发风险和病情严重程度。在预防性治疗过程中，患者及其家庭接触者如果出现 GAS 咽炎急性发作，应立即接受评估和治疗。

（二）治疗原则

治疗目标：清除链球菌感染，去除诱发风湿热病因，控制临床症状及缩短临床病程，使心脏炎、关节炎、舞蹈病及其他症状迅速缓解，处理各种并发症和合并症，改善疾病预后。

1. 一般治疗

注意保暖，避免潮湿和受寒，防止反复链球菌感染。有心脏炎者应卧床休息，待体温正常、心动过速控制、心脏超声改善后，继续卧床休息 3 ~ 4 周后恢复活动。急性关节炎早期亦应卧床休息，至红细胞沉降率、体温正常后开始活动。

2. 消除链球菌感染灶

这是去除风湿热病因的重要措施，目前公认苄星青霉素是首选药物，对初发链球菌感染，体重 27kg 以下可肌注苄星青霉素 60 万 U，体重在 27kg 以上用 120 万 U 1 次剂量即可。对再发风湿热或风湿性心脏病：应视病情每 1 ~ 3 周肌内注射上述剂量 1 次，至链球菌感染不再反复发作后，可改为每 4 周肌内注射 1 次。对青霉素过敏者，可用红霉素 0.25g，每日 4 次，或罗红霉素 150mg，每日 2 次，疗程 10 天。亦可用阿奇霉素 5 天疗程方法，16 岁以上患者第一天 500mg，分 2 次服，第 2 ~ 5 天 250mg 顿服。若红霉素过敏或不能耐受者，应用林可霉素、头孢菌素类或喹诺酮类亦可。

3. 抗风湿治疗

对风湿热关节炎首选非甾体抗炎药，常用乙酰水杨酸，开始剂量成人 3 ~ 4g/d，小儿 80 ~ 100mg/（kg · d），分 3 ~ 4 次口服。亦可用萘普生、消炎痛等。通常并不推荐使用非甾体抗炎药、糖皮质激素和静脉用免疫球蛋白（IVIG）治疗无关节症状的心脏炎。对于重度心脏炎［显著心脏扩大、充血性心力衰竭和（或）Ⅲ度心脏传导阻滞］患者，应按照心力衰竭的常规治疗方式处理。糖皮质激素可能对重度心脏炎伴急性心力衰竭的患者有效。急性风湿性心脏炎患者一般不需要进行瓣膜手术，出现瓣叶破裂或腱索断裂的患者需紧急实施瓣膜手术挽救生命。长病程的瓣膜病患者，且二尖瓣或主动脉瓣返流性病变导致的心力衰竭无法仅通过内科治疗处理，可能需要实施瓣膜手术。

4. 舞蹈病的治疗

对有舞蹈病的患者应在上述治疗基础上加用镇静剂，如地西泮、巴比妥或氯丙嗪等，应尽量避免强光噪音刺激。

5. 局部病灶的处理

对慢性扁桃体炎或咽喉炎应积极处理。如按上述药物治疗仍无效，可利用药物喷喉、理疗等方法。慢性化脓性扁桃体炎内科治疗无效成为一个局部藏菌的病灶，可以考虑手术摘除，但应术前详细检查证明无风湿活动，术前应进行青霉素预防性注射。

6. 并发症和合并症治疗

在风湿热治疗过程中或风湿性心脏病反复风湿热活动时，患者易患肺部感染，重症可致心功能不全，有时并发心内膜炎、高脂血症、高尿酸血症、高血糖，高龄风湿性心脏病患者还可能合并冠心病以至急性心肌梗死。这些情况可能与患者机体抵抗力下降或与糖皮质激素和阿司匹林长期治疗有关，故在治疗过程中，激素及非甾体抗炎药的剂量和疗程要适当，以免促使各种并发症和合并症的出现和加重。同时在治疗过程中，需警惕各种可能性的出现，及时加以处理，如心功能不全，应予小剂量洋地黄和利尿剂；感染应针对不同病情，选择有效抗生素；代谢异常及冠心病的治疗亦应及时发现和处理。

（三）预后

本病的预后决定于初次发病后有无复发，复发次数愈多，出现瓣膜病变的机会和受累的程度愈高。单纯关节炎的预后比心脏炎良好，亦有初发为关节炎或舞蹈病，但复发时能侵犯心脏或已形成风心病者。

第二十五章　IgG4 相关性疾病

IgG4 相关性疾病（IgG4 - related disease，IgG4 - RD）是新近认识的一种慢性炎症伴有纤维化的系统性疾病，绝大多数患者出现血清 IgG4 水平升高，受累器官组织中可见大量 IgG4 阳性浆细胞浸润和纤维化。

【诊断标准】

（一）临床表现

IgG4 - RD 多见于中老年男性，男女之比为（2 ~ 3）：1，是较罕见的疾病。本病可累及全身多个器官和系统，导致受累器官肿大或压迫症状，常伴浅表和深部淋巴结肿大。临床最常见为唾液腺和泪腺受累，表现为双侧或单侧颌下腺或腮腺无痛性肿大。胰腺是 IgG4 - RD 最常受累的内脏器官之一，患者多以无痛性梗阻性黄疸起病，部分出现上腹痛、脂肪泻及体重减轻。典型的影像学表现为胰腺弥漫性腊肠样肿大。胆道受累是以胆管壁炎症、增厚、IgG4 阳性浆细胞浸润和明显纤维化为特征，病变也可累及胆囊。主要临床表现为胆管酶升高为主的肝功能异常、梗阻性黄疸等，多数患者合并胰腺病变。IgG4 - RD 累及腹膜后组织可发生腹膜后纤维化、腹主动脉炎或腹主动脉周围炎。临床主要表现为腰腹部酸痛或钝痛。腹膜后纤维化典型影像学表现为腹膜后不规则的软组织病变，包绕腹主动脉、髂动脉、下腔静脉、输尿管及腰大肌等，可以出现肾盂积水甚至肾脏萎缩；部分出现腹主动脉瘤样扩张。胸腔器官，包括肺、胸膜以及纵隔均可受累，患者可无症状，或出现咳嗽、哮喘、气短、胸闷或胸痛等症状。影像学表现为肺间质病变、肺内结节、支气管血管征、纵隔纤维化、胸膜病变等。泌尿系统受累包括肾小管间质性肾炎、肾小球肾炎、肾实质肿块或皮质多发结节、肾盂占位、肾盂或输尿管壁增厚等。

其他部位受累包括鼻和鼻窦，主要表现为鼻塞、嗅觉减退、慢性鼻窦炎，在过敏病史的患者中更为常见。累及甲状腺主要表现为甲状腺肿大，质地坚韧，严重者可导致呼吸困难、颈痛、吞咽困难，部分伴有甲状腺功能减退。前列腺炎主要表现为前列腺弥漫性增大，导致排尿困难、尿频等症状。该病累及中枢神经系统少见，可引起 IgG4 相关性垂体炎、肥厚性硬脑膜炎或硬脊膜炎及颅内炎性假瘤。各器官受累的临床表现见表 25 - 1。

表 25 - 1　IgG4 相关性疾病出现不同器官系统受累的临床表现

受累器官	命名	临床表现
头颈部		
眼眶和眶周组织	IgG4 相关性泪腺炎	泪腺及眼睑肿胀，突眼
	IgG4 相关性眼眶病	突眼，偏盲，眼肌运动受限，头痛，巩膜炎，葡萄膜炎，干眼症
唾液腺	IgG4 相关性涎腺炎	腮腺和（或）颌下腺无痛性肿大，口干

受累器官	命名	临床表现
头颈部		
甲状腺	IgG4 相关性甲状腺炎	甲状腺肿大，质坚韧，局部压迫；甲状腺功能减退
耳鼻喉	IgG4 相关鼻窦炎、中耳炎、咽炎	鼻塞，息肉，鼻窦炎，中耳积液
胸部		
肺	IgG4 相关性肺疾病	咳嗽，咳痰，呼吸困难，胸痛
胸膜	IgG4 相关性胸膜疾病	胸痛，胸腔积液
纵隔	IgG4 相关性纵隔炎	纵隔占位，纵隔压迫症状
乳腺	IgG4 相关性乳腺炎	无痛性乳腺肿块
腹、盆腔		
胰腺	IgG4 相关性自身免疫性胰腺炎	无痛性梗阻性黄疸，腹痛，糖尿病，脂肪泻、体重减轻
胆管/胆囊	IgG4 相关性硬化性胆管炎	黄疸，体重减轻，腹痛
腹膜后	IgG4 相关性腹膜后纤维化	腰背痛，肾盂积水，下肢水肿，下肢深静脉血栓形成，精索静脉曲张
肝	IgG4 相关性肝炎	多无症状，转氨酶升高，肝占位
肾脏	IgG4 相关性小管间质性肾炎或肾小球肾炎	肾炎、肾病综合征相关表现，血肌酐升高，蛋白尿
胃肠道	IgG4 相关性胃肠道疾病	腹痛，肠梗阻
肠系膜	IgG4 相关性硬化性肠系膜炎	腹痛，腹部肿块
前列腺	IgG4 相关性前列腺炎	前列腺肿大，排尿异常
睾丸	IgG4 相关性睾丸炎或附睾炎	阴囊肿块，阴囊疼痛
神经系统		
中枢神经系统		痴呆，偏瘫，多灶性神经功能受损
脑膜	IgG4 相关性肥厚性硬脑膜炎或脊膜炎	头痛，脑神经麻痹，视觉异常，运动无力，肢体麻木，感音神经性耳聋，癫痫，神经根症状
周围神经系统	IgG4 相关性神经疾病	多发性单神经炎，多神经病，神经周围肿块
垂体	IgG4 相关性垂体炎	头痛，垂体功能减退，尿崩症
心血管系统		
心脏和心包	IgG4 相关性心脏疾病	胸痛（冠脉综合征），胸闷
主动脉	IgG4 相关性主动脉炎、主动脉周围炎	背痛，下肢水肿，急性动脉瘤破裂
淋巴结	IgG4 相关性淋巴结炎	无症状性淋巴结肿大
皮肤	IgG4 相关性皮肤疾病	皮肤斑块，皮下结节，棕色丘疹，皮炎
骨骼	IgG4 相关性疾病骨受累	头痛，耳鸣，颅底破坏性病变，鼻窦肿胀性病变

（二）辅助检查

1. 实验室检查

20%～30%患者外周血嗜酸性粒细胞增多。90%左右患者血清 IgG4 升高，是该病的重要特征。约 2/3 患者血清 IgG 升高，疾病活动期红细胞沉降率（ESR）、C－反应蛋白（CRP）等炎症指标升高；绝大多数患者总 IgE 水平升高。

此外，AIP 和胆道受累者可出现胆管酶升高，部分间质性肾病或腹膜后纤维化导致肾盂积水者血肌酐上升。血清抗核抗体（ANA）、抗中性粒细胞胞浆抗体（ANCA）、肿瘤标记物、免疫固定电泳等多为阴性。

2. 组织病理学

病理学检查是 IgG4－RD 诊断最重要的依据，其典型病理特征为：

（1）受累组织中大量淋巴细胞和浆细胞浸润，IgG4＋浆细胞 >10 个/HPF，IgG4/IgG＋浆细胞比例 >40%。

（2）纤维组织增生，特征性表现为席纹状或轮辐状纤维化。

（3）闭塞性静脉炎。

另外，嗜酸性粒细胞浸润和管腔未闭塞的静脉炎对 IgG4－RD 的诊断也有帮助。即使具备上述病理特征的患者亦需在排除其他模拟 IgG4－RD 的疾病后方能诊断 IgG4－RD，如恶性肿瘤、慢性感染、ANCA 相关性血管炎、罗道病等。

（三）诊断

IgG4－RD 的综合诊断标准（2011）如下：

（1）临床检查显示一个或多个器官存在典型的弥漫性或局限性肿大或团块，或存在脏器损伤证据。

（2）血清学检查显示血清 IgG4 水平增高（≥1350mg/L）。

（3）组织病理学检查显示　①显著的淋巴细胞和浆细胞浸润和纤维化；②IgG4＋浆细胞浸润：IgG4/IgG＋细胞比例 >40% 并且 >10 个 IgG4＋浆细胞/HPF。

确诊：符合上述（1）+（2）+（3）；很可能：符合（1）+（3）；可能：符合（1）+（2）。对于很可能和可能的患者，如果满足器官特异性诊断标准，如：IgG4 相关米库利兹病，IgG4 相关自身免疫性胰腺炎，亦可诊断 IgG4－RD。

（四）治疗

对于无症状性淋巴结病或轻度浅表腺体肿大，且疾病进展很缓慢的患者，可暂不用药。病情活动进展的患者均需要治疗，重要脏器受累需积极治疗，否则病变可能进展为慢性和不可逆的纤维化阶段，造成器官功能障碍，如胰腺炎、近端胆管狭窄、小管间质性肾炎、腹膜后纤维化、硬脑膜炎、心包炎以及主动脉炎等。

（1）糖皮质激素　糖皮质激素是 IgG4－RD 治疗的一线药物，常用起始剂量为中等剂量，即 0.5～0.6mg/（kg·d），病情严重可加大剂量，初始剂量应维持 2～4 周，以后逐渐递减至小剂量维持数年。临床症状较轻的患者，可以使用小剂量糖皮质激素。绝大多数患者治疗反应良好。

（2）传统免疫抑制剂　免疫抑制剂能起到辅助激素减量及维持疾病稳定的作用。联合免疫抑制剂患者复发较单用激素明显减少，特别是对于疾病活动度较高的患者。

常用的免疫抑制剂包括：环磷酰胺、吗替麦考酚酯、硫唑嘌呤、甲氨蝶呤、来氟米特、环孢素、他克莫司、艾拉莫德等。

（3）生物制剂　利妥昔单抗通过清除 B 细胞，在控制 IgG4 - RD 疾病进展、降低血清 IgG4 水平及减轻受累器官损伤中均有显著疗效，可用于应用糖皮质激素有禁忌或传统治疗失败者。

（4）手术治疗　除药物以外，部分患者需外科治疗缓解症状。如输尿管或胆道梗阻时可置入 D - J 管或胆道支架；主动脉受累瘤样扩张破裂风险较高时，可选择主动脉置换术。甲状腺受累出现呼吸道压迫症状可进行甲状腺切除术等。此外，对于单器官肿大，有时很难与肿瘤性疾病区别，需外科手术活检。

（五）预后

本病短期治疗反应佳，无重要脏器不可逆损伤者预后较好。由于该病认识时间较短，患者长期预后还有待进一步观察。